FEIYAN

肺炎的影像学鉴别与防治原则

主编◎龚晓明

长江出版传媒
湖北科学技术出版社

图书在版编目（CIP）数据

肺炎的影像学鉴别与防治原则 / 龚晓明主编 .
武汉 : 湖北科学技术出版社， 2025. 8. -- ISBN 978-7
-5706-4355-4

Ⅰ. R563.1

中国国家版本馆 CIP 数据核字第 20253UC019 号

策　　划：冯友仁　　　　责任校对：童桂清
责任编辑：徐　丹　　　　封面设计：胡　博

出版发行：湖北科学技术出版社
地　　址：武汉市雄楚大街 268 号（湖北出版文化城 B 座 13—14 层）
电　　话：027-87679454　　　　邮　　编：430070

印　　刷：武汉精艺彩广告印务有限公司　　　　邮　　编：430024

---

880 毫米 ×1230 毫米　　1/32　　3.25 印张　　90 千字
2025 年 8 月第 1 版　　　　2025 年 8 月第 1 次印刷
定　　价：28.00 元

编 委 会

主　　审　鲁植艳　柯亨宁

主　　编　龚晓明

副主编　汪明月　李　航　宋　璐　曾莹婷

程光远　李逸攀　史延斌　陈　涛

编　　委（按姓氏笔画排序）

王豪朋（深圳市第三人民医院）

史延斌（濮阳市人民医院）

李　航（武汉大学口腔医院）

李逸攀（武汉市第一医院）

汪明月（中国科学技术大学附属第一医院）

宋　璐（南昌大学第一附属医院）

陈　涛（咸宁市中心医院）

陈青枝（咸宁市中心医院）

郑广平（深圳市第三人民医院）

屈艳娟（武汉大学中南医院）

胡琼洁（华中科技大学附属同济医院）

柯亨宁（武汉大学中南医院）

徐斌胜（咸宁市中心医院）

郭清莲（武汉大学中南医院）

龚晓明（咸宁市中心医院）

程光远（襄阳市中心医院）

鲁植艳（武汉大学中南医院）

曾莹婷（赣州市人民医院）

詹友军（武汉市第四医院）

作者简介

鲁植艳

1986年本科毕业于湖北医学院临床医学系(现武汉大学第二临床学院)，主要从事胸部影像诊断工作，现任武汉大学中南医院放射科主任医师，副教授，硕士生导师。获湖北省科技进步二等奖2项(排名第一)，主持省部级科研课题8项，主编《艾滋病肺部病变的影像诊断》《科学解读肺结节》《唤醒关爱》等8本图书，以第一作者或通讯作者发表论文86篇(其中SCI 16篇)。主要学术兼职：中国性病艾滋病防治协会感染病临床影像学分会副主任委员，北京影像诊疗创新联盟湖北省传染病影像专业委员会主任委员，中华医学会放射学分会第十六届传染病学组委员，《新发传染病电子杂志》常务编委，*Radiology of Infectious Diseases* 杂志编委。中华放射学会磁共振专业委员会技术组委员，中华医学会结核病学会第十七届影像专业委员会委员，中华中医药学会科普专家。

柯亨宁

武汉大学中南医院教授，博士生导师。本科、硕士毕业于湖北医科大学临床医学系(现武汉大学第二临床学院)，获北京大学医学博士学位。现任武汉大学中南医院感染病教研室主任，湖北省艾滋病培训与临床指导中心主任，主要从事感染性疾病培训与防治工作。主持完成国家自然科学基金项目及其他国内外科研项目共 5 项。培养硕士、博士研究生 10 余名。以第一作者或通讯作者发表 SCI 期刊及中文核心期刊论文 30 余篇。学术兼职：湖北省艾滋病防治协会副理事长，中国抗癌协会委员。

龚晓明

临床医学博士，博士毕业于武汉大学第二临床学院，主要从事感染性疾病及肿瘤相关临床与科研工作，现任咸宁市中心医院放射科主治医师，对胸部感染影像有较为丰富的经验，对肺炎影像诊断及防治具有一定的见解。参与编写《科学解读肺结节》《流感——百年防治路漫漫》《冠状病毒家族肺炎病理与影像》等多部科普书籍及专著，以第一作者或通讯作者发表核心期刊论文 8 篇 (其中 SCI 论文 4 篇)。主持或参与厅、市级及院级重点课题 4 项。主要学术兼职：第二届湖北传染病影像专业委员会常务理事兼秘书长；第一届湖北省细胞囊泡学会理事；第一届湖北省细胞囊泡学会转化医学研究与应用专业委员会委员；咸宁市医学会第四届放射学分会委员；咸宁市医学会第五届放射学分会秘书；武汉大学毕业生理事会理事。

前　言

新型冠状病毒肺炎使人类经历了严峻的挑战，举国上下不懈努力，终于打赢了这场疫情防控战。但我们仍然不能掉以轻心，目前我们还缺乏精确快速诊断各种病原菌感染的能力，尤其是各类感染及非感染因素引起的肺炎，需要医务人员及科研人员始终做好同各种病原微生物战斗的准备。

目前大部分肺炎主要还是依靠临床症状、实验室检查、影像学检查、病原微生物检查等综合诊断，部分病原微生物检查耗时长，等培养结果出来会一定程度上延误病情，并且微生物培养亦存在假阳性及假阴性的风险。在不便确定病因，病情又比较复杂的时候，临床医生通常采用广谱抗生素进行撒网式治疗，即使治疗得当，也有抗生素耐药的风险。

基于此，我们特组织权威的胸部影像学专家、呼吸内科医生及微生物室医生共同编写了此本《肺炎的影像学鉴别与防治原则》，以期让影像学医生及临床医生在看到典型肺炎表现的同时能够准确判定肺炎的病因。

肺炎的分类有很多种，肺炎的快速病因诊断也较为困难，此书通过总结医者长达几十年肺炎影像学诊断的工作经验，将肺炎按照病因学分为感染性肺炎和非感染性肺炎，然后具体阐述各种病原体引起的肺炎临床概况及典型影像学征象，尽早确定病因，选择合适的治疗方案，达到早准确诊断、早合理治疗、早痊愈的效果。

由于本书编写时间略显仓促，并且编委们知识水平有限，书中如有不足之处，恳请读者批评指正，我们将表示衷心感谢！

鲁植艳　柯亨宁

2025 年 3 月于武汉

目　　录

第一章　感染性肺炎

第一节　细菌性肺炎

一、肺炎球菌肺炎

（一）临床概况

肺炎病原体中肺炎球菌是比较常见的一种，肺炎球菌肺炎也被称为大叶性肺炎，是由肺炎球菌感染引起的肺部急性炎症，好发于冬、春季，青壮年男性多见。常见的诱因包括受寒、淋雨、醉酒、全身麻醉手术后、镇静剂过量等。肺炎球菌肺炎的临床症状为突然出现寒战、高热、咳嗽、胸痛和咳铁锈色痰。体格检查听诊可以闻及粗的湿啰音，患者常并发菌血症和胸膜炎，但极少出现像葡萄球菌肺炎那样的脓肿，与大面积肺炎相比，一般不会出现组织损害；血白细胞计数通常会增高。

（二）影像学表现

肺炎球菌肺炎的影像学表现具有多样性，与肺炎病期有关。其X线表现如下。

（1）早期：有肺纹理增粗或受累的肺段、肺叶稍模糊。由于抗生素的应用，典型的大叶实变少见，实变阴影中可见支气管气道征，肋膈角可有少量胸腔积液征。

（2）消散期：浸润逐渐吸收，可有片块区域吸收较早，呈现假空洞征。

（3）治疗后期：多数在起病 3 ~ 4 周后炎症可完全消散，少数可演变为机化性肺炎，其 X 线征象为外形不整齐，内容不均匀的致密阴影。

而在 CT 图像中，早期可能仅显示肺部纹理增粗；随着病情的发展，受累的肺段或肺叶可能出现模糊的区域；在消散期，CT 扫描可能呈现假空洞征象。肺炎球菌肺炎的 CT 像见图 1–1。

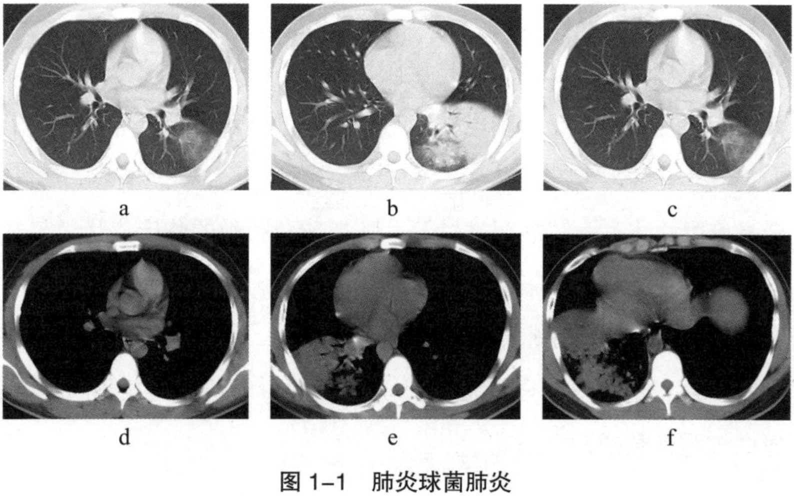

a　　b　　c

d　　e　　f

图 1–1　肺炎球菌肺炎

a–c. 肺窗，示左下肺大片状实变影及片状磨玻璃影；d–f. 纵隔窗，示左侧少量胸腔积液，左下肺实变影见细支气管充气征。

（三）鉴别诊断

（1）其他病原体引起的肺炎：葡萄球菌肺炎和克雷伯菌肺炎的

临床表现均较严重。革兰阴性杆菌肺炎多见于体弱、心肺慢性疾病或免疫缺陷患者，多为院内继发感染。痰和（或）血的细菌培养阳性是诊断不可缺少的依据。

（2）急性肺脓肿：早期临床表现与肺炎球菌肺炎相似。但随着病程的发展，大量脓臭痰为肺脓肿的特征，致病菌有金葡球菌、克雷伯菌及其他革兰阴性杆菌和厌氧菌。X 线显示脓腔和液平，较易鉴别。

（3）肺癌：少数周围型肺癌 X 线影像颇似肺部炎症，但一般不发热或仅有低热，周围血白细胞计数不高，痰中找到癌细胞可以确诊。

（四）临床治疗方案

肺炎球菌肺炎首选抗生素治疗，具体治疗方式如下。

（1）青霉素：青霉素是治疗肺炎球菌肺炎首选的抗生素，但由于近年肺炎球菌对青霉素的耐药率日益增高，最低肺泡有效浓度也日渐增高，可能导致治疗失败。

（2）头孢类：上述治疗失败后，可选用头孢类抗生素进行治疗，如头孢曲松、头孢噻肟、头孢呋辛等。

（3）呼吸氟喹诺酮类：对青霉素过敏或耐药的患者，还可以选择氟喹诺酮类药物进行治疗，如左氧氟沙星、莫西沙星等。

二、葡萄球菌肺炎

（一）临床概况

葡萄球菌肺炎是由葡萄球菌所引起的急性化脓性肺部炎症，常发生于免疫功能受损的患者，如糖尿病、血液病、慢性心肺疾病及肝病、艾滋病等患者。此外，皮肤感染灶中的葡萄球菌也可经血循环导致肺部感染。此病起病急骤，多有高热、寒战、胸痛，痰为脓性，量多，带血丝或呈粉红色乳状。病情较重，死亡率较高。细支气管往往受阻而伴发气囊肿，尤多见于儿童患者。脓肿可以溃破而引起气胸、脓胸或脓气胸，有时还伴发化脓性心包炎、胸膜炎等。治疗葡萄球菌肺炎的有效方法通常为药物治疗，治愈率约 80%，治疗周期一般为 7 ~ 21 d。

（二）影像学表现

葡萄球菌肺炎的 X 线表现具有多样性，通常包括以下几个方面。

（1）肺段或肺叶的实变：这可以形成空洞，或者呈小叶状浸润，其中有单个或者多发的液气囊腔。

（2）炎性浸润：炎性浸润可能出现在一个部位，然后消失，在另一处又出现新的病灶，或者很小的单一病灶发展为大片状阴影。这也是葡萄球菌肺炎的一个重要特征。

（3）病灶液化坏死：病灶液化坏死可形成空洞，表现为斑片状影中出现环形透亮影。

（4）支气管炎性阻塞：可能会形成肺不张。

值得注意的是，X 线阴影的易变性也是葡萄球菌肺炎的一个重要特征，即在短期内（数小时或数天），不同部位的病灶可发生显著的变化。因此，短期 X 线胸片复查对本病的诊断有重要的价值。

葡萄球菌肺炎的 CT 表现主要有以下几点。

（1）病变多发生在肺的中叶或下叶，但也可累及上叶。

（2）早期 CT 可能出现肺纹理增粗、紊乱，伴有支气管肺炎的改变，偶尔有小片状浸润影。

（3）随着病情的发展，CT 可见支气管肺炎的病灶迅速扩大，融合成大叶性肺炎，并可出现脓胸、肺大泡等并发症。

（4）肺部 CT 增强扫描时，可见病灶边缘模糊，呈毛玻璃样改变，且病灶内密度不均匀，有的呈蜂窝状改变。

葡萄球菌肺炎的 CT 像见图 1–2。

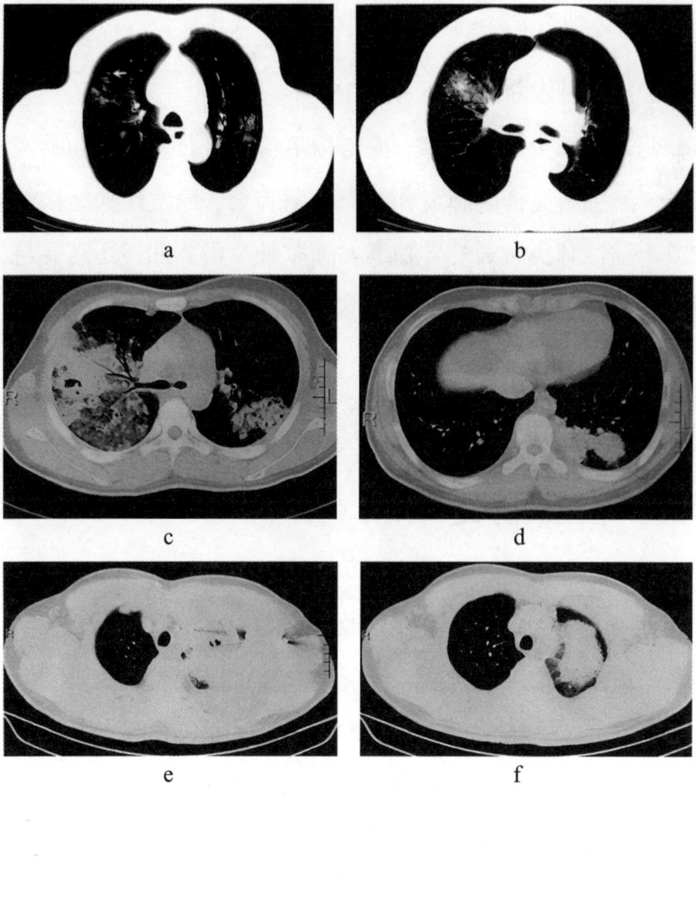

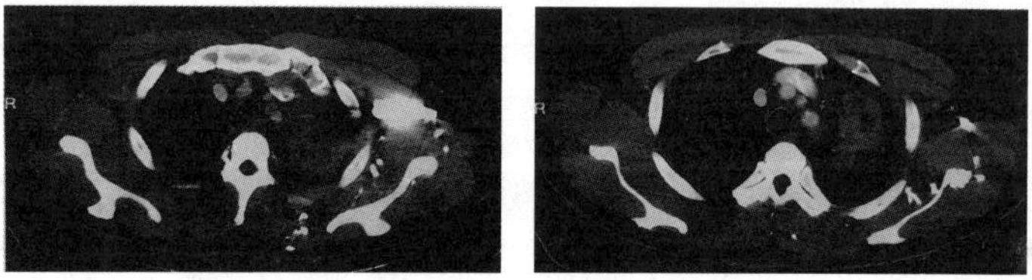

g　　　　h

图 1–2　葡萄球菌肺炎

a. 双肺多发斑片影、磨玻璃影，并可见小叶中心结节；b. 右上肺可见树芽征；c–d. 双肺多发实变、空洞影，边缘模糊；e–f. 肺窗示左上肺团块影，边缘模糊，病灶内可见空洞影；g–h. 纵隔窗示病灶内坏死明显。

（三）鉴别诊断

葡萄球菌肺炎起病急骤，应与以下疾病进行鉴别，如肺炎链球菌肺炎、流感嗜血杆菌肺炎和肺炎杆菌肺炎、原发性肺结核伴空洞形成或干酪性肺炎、气管异物继发肺脓肿及横膈疝，还需要与其他细菌性肺炎所引起的脓胸及脓气胸进行鉴别。

（四）临床治疗方案

主要方法有早期清除原发病灶，应用抗生素、对症支持处理等。

三、军团菌肺炎

（一）临床概况

1976 年，军团菌肺炎在美国费城举行的退伍军人大会期间暴发，从尸检组织中分离出病原体并命名为军团菌，由军团菌属细菌引起的临床综合征即为军团菌病，引起肺部感染时即为军团菌肺炎。军团菌广泛分布于温暖潮湿的环境，每年 7—9 月是军团菌肺炎的高发时期。中老年男性、吸烟、酗酒、患有基础病和使用免疫抑制剂等易患病。临床表现主要为反复高热、寒战、咳嗽咳痰、呼吸困难、头痛、肌肉痛、乏力等，可以累及肺外出现消化系统、中枢神经系统等症状。军团菌肺炎通常进展迅速，病死率高。急性期病理改变为纤维素性肺炎和急性弥散性肺泡损伤，病变后期肺内渗出物和透明膜会机化、间质出现纤维化。

（二）实验室检查

取痰液、支气管肺泡灌洗液（BALF）涂片培养得到细菌可以直接诊断。mNGS（宏基因组二代检测）检测到军团菌核酸片段也可明确诊断。目前较常用的是血清抗体检测，急性期及恢复期双份血清标本呈 4 倍或 4 倍以上变化时才有诊断学意义。抗原检测法（UAT）可以检测靶点细胞壁中的脂多糖。多数患者在感染后 2 ~ 3 d 尿抗原检测即可为阳性，在治疗后 2 ~ 3 个月转阴。

（三）影像学表现

CT 表现见图 1–3。

（1）单侧单一或双侧多发病灶，实变影与磨玻璃影可并存，常沿支气管血管束分布，实性病灶边界较清，多数伴胸腔积液及纵隔淋巴结肿大。

（2）实变影可迅速扩大或弥散性双侧斑块浸润。

（3）特征性表现：反晕征。

（4）少有坏死及空洞形成（常发生于大剂量糖皮质激素治疗等免疫抑制宿主）。

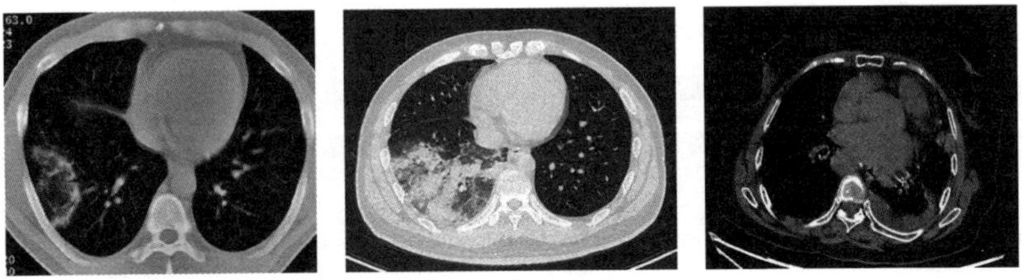

a　　b　　c

图 1-3　军团菌肺炎

a. 肺窗示右下肺斑片影，中间密度低，边缘密度高，呈“反晕征”；b. 纵隔窗示右下肺实变影及磨玻璃影混杂；c. 纵隔窗示左侧胸腔积液。

（四）鉴别诊断

（1）克雷伯菌肺炎：好发于免疫力低下者，典型临床特征为咳砖红色胶冻样痰。CT 显示病灶常位于胸膜下，形态多样，可形成空洞，叶间裂下坠等。β- 内酰胺类、氨基糖苷类抗生素治疗有效。

（2）病毒性肺炎：临床表现为发热、干咳、乏力及呼吸困难等。实验室检查通常出现淋巴细胞减少。CT 表现为病灶常沿支气管血管束、胸膜下分布，以磨玻璃影为主，可见细网格影，可实变，无空洞。

（3）鹦鹉热衣原体肺炎：常见于成人，与疫鸟、家禽有接触史。CT 上病灶表现多样，实性病灶边界不清。若治疗不当，病灶会进展迅速，有效治疗后，病灶可完全吸收。

（五）临床治疗方案

β- 内酰胺类及氨基糖苷类药物因无法穿透细胞膜，对军团菌肺炎治疗效果较差。目前可用于治疗军团菌感染的常用药物包括喹诺酮类、大环内酯类、多西环素，另外替加环素、复方新诺明及利福平也被证实对军团菌感染有效。

四、肺炎克雷伯菌肺炎

（一）临床概况

早在 1882 年，Carl Friedlander 从肺炎死亡患者体内分离到一种细菌并将其命名为 Friedlander 杆菌（数年后更名为克雷伯菌）。目前，常根据肺炎克雷伯菌的毒力特点将其分为普通型肺炎克雷伯菌和高毒力肺炎克雷伯菌，其中普通型肺炎克雷伯菌常定植于呼吸道与消化道，不引起任何的症状，但当宿主免疫功能无法控制病原体生长时，细菌定植可能转变为感染，例如糖尿病患者、接受糖皮质激素治疗和器官移植的患者。临床主要表现为咳嗽、发热、胸膜炎性胸痛和呼吸急促，咳砖红色胶冻样痰是特征表现，其病理基础是肺炎克雷伯菌导致周围组织炎症和坏死。

（二）实验室检查

白细胞通常增高。如果呼吸道、尿道、消化道细菌培养阳性，需要区分定植还是感染，此时如果患者有相关临床症状、实验室检查白细胞增高、影像学上有肺炎证据，则可判断为感染而不是定植。如果患者基础疾病合并有慢性阻塞性肺病、糖尿病、心脏病、器官移植或近期存在糖皮质激素或抗菌药物用药史，当肺炎克雷伯菌培养结果阳性时，应考虑感染。当血液中培养到肺炎克雷伯菌，也可以判断为感染。

（三）影像学表现

1.X 线表现

（1）叶间裂下坠。

（2）边缘锐利。

（3）早期脓肿形成。

2.CT 表现（图 1–4）

（1）病灶常位于胸膜下。

（2）病灶形态多变，可以表现为磨玻璃密度影、实变影、空洞影；可以伴发支气管壁增厚、支气管扩张和小叶间隔增厚。

（3）纵隔及肺门淋巴结肿大。

（4）胸腔积液。

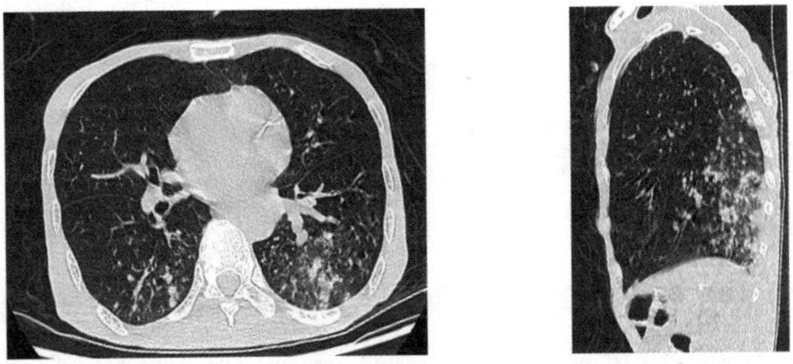

a　　　　b

图 1–4　肺炎克雷伯菌肺炎

a. 肺窗示两下肺结节影及斑片影，边缘模糊，右下肺支气管壁增厚；b. 肺窗矢状位示病灶位于胸膜下。

（四）鉴别诊断

（1）军团菌肺炎：中老年男性多见，患有基础疾病、使用免疫抑制剂，有旅游史，CT 上病灶呈单侧单一或双侧多灶性分布，实变影与磨玻璃影混杂，实变边界清，可以有反晕征，吸收慢，遗留纤维灶，常伴胸腔积液、纵隔淋巴结肿大，可有小叶间隔增厚。

（2）新冠肺炎：人群普遍易感，临床症状主要为发热、咳嗽、咽痛、关节肌肉痛等，CT 表现为单侧或双侧多发斑片状或节段性磨玻璃密度影，小叶间隔增厚。

（五）临床治疗方案

目前社区获得性肺炎克雷伯菌肺炎的治疗方案包括 14 d 的第三代 / 第四代头孢菌素单药治疗，或呼吸氟喹诺酮类单药治疗，或上述方案与氨基糖苷类药物联合治疗。如果患者对青霉素过敏，则应给予氨曲南或呼吸氟喹诺酮类药物治疗。对于院内感染，可用碳青霉烯类抗生素治疗，直至报告药物敏感性。

五、铜绿假单胞菌肺炎

（一）临床概况

铜绿假单胞菌(pseudomonas aeruginosa，PA)于 1882 年由 Gessard 从绿色脓液中首次分离出，是一种非发酵革兰阴性杆菌，亦是一种常见的医院获得性肺炎的病原体。铜绿假单胞菌广泛分布于潮湿环境并能长期生存，但在干燥环境中其生存能力明显下降。健康人群能抵抗几乎所有铜绿假单胞菌属细胞引起的严重感染。当宿主正常防御免疫机制受损时，常引起呼吸系统、骨及关节、皮肤及软组织等部位的感染。铜绿假单胞菌肺炎临床表现为突然发病，伴寒战、发热、严重的呼吸困难、咳黄痰或黄绿色脓性痰，胸痛不常见。

（二）病因与病理

铜绿假单胞菌下呼吸道感染的危险因素包括：①皮肤黏膜屏障

发生破坏，如气管插管、严重烧伤；②免疫功能低下，如中性粒细胞缺乏、实体肿瘤放化疗、糖皮质激素治疗及 AIDS；③慢性结构性肺病，如支气管扩张症、COPD、肺囊性纤维化；④长期住院，尤其是长期住 ICU；⑤曾经长期使用第三代头孢菌素、碳青霉烯类或者含酶抑制剂等抗菌药物，致菌群失调。

显微镜下特点：炎症主要累及支气管和血管周围、肺泡间隔、肺泡壁、小叶间隔。表现为水肿及淋巴细胞浸润。

（三）影像学表现

铜绿假单胞菌肺炎的影像学表现与支气管肺炎相同，为双肺多发的实变影，可按小叶、亚段或段分布，呈斑片灶或融合灶（图 1–5）。其病理特征是血管侵袭和坏死，可见微脓肿、出血和局灶性坏死。所有肺叶均可受累，但其所致社区获得性肺炎以右肺上叶受累为主。不常见的影像学表现包括大叶性实变、多发结节状阴影或（偶有）网格状表现。铜绿假单胞菌肺炎形成空洞和脓胸的概率较低，可能与及时的诊断和治疗有关，部分患者可出现单侧或双侧胸腔积液。

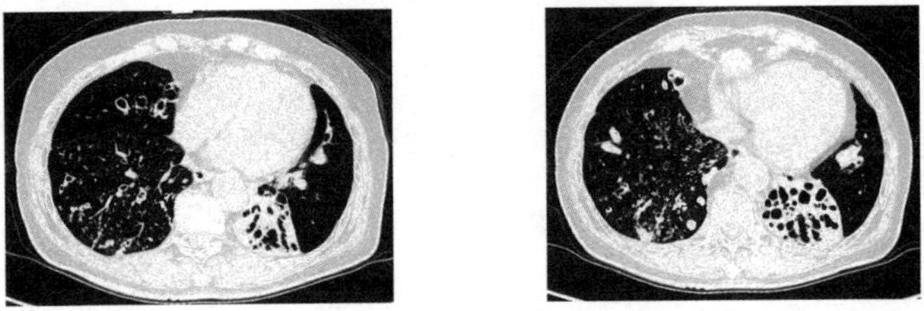

a　　　　b

图 1–5　铜绿假单胞菌肺炎

a. 肺窗示双下肺多发支气管扩张伴空洞形成；b. 左下肺支气管扩张、空洞伴左下肺膨胀不全。

（四）鉴别诊断

（1）肺脓肿：空洞，内壁多不规则，伴气液平面形成，增强扫描示空洞壁明显强化，常伴高热。

（2）曲霉菌肺炎：圆形致密阴影伴半月形透光区，多发于免疫力低下的患者。

（3）转移瘤：双肺多发大小不等空洞，部分呈云絮状，以下肺为主，好发于老年人。

（4）肺结核：空洞内壁光整，周围伴卫星征。

（五）治疗方案

（1）β– 内酰胺类：临床常用的药物包括青霉素类、头孢菌素类及其与酶抑制剂复合制剂以及碳青霉烯类，属于时间依赖性抗菌药物，此类药物需日剂量分 3 ~ 4 次给药，可以延长药物暴露时间，加强杀菌作用，提高临床疗效。

（2）呼吸氟喹诺酮类：主要有环丙沙星、左氧氟沙星和西他沙星。

（3）氨基糖苷类：常用的有阿米卡星、庆大霉素和妥布霉素，应用于临床的还有异帕米星、奈替米星、依替米星，其中以阿米卡星的活性最强。

（4）多黏菌素类：包括硫酸多黏菌素 B、多黏菌素 E 甲磺酸钠、硫酸多黏菌素 E，主要应用于广泛耐药 PA、全耐药 PA 感染。

（5）磷霉素：对包括 PA 在内的多种致病菌均有较弱的抗菌活性，治疗下呼吸道感染一般与其他抗菌药物联合应用。

（六）防治

（1）注意保持手卫生。

（2）正确执行接触预防措施。

（3）患者隔离。

（4）环境清洁消毒：在医院环境中，特别是 ICU 的自来水龙头、水槽、加湿器储液罐等均可发生 PA 的污染。

（5）器械物品的清洁消毒：要特别关注与呼吸治疗相关的重复使用仪器设备，包括氧气湿化瓶、呼吸机湿化器、雾化吸入装置、负压吸引装置和支气管镜等的日常清洁与消毒。

（6）呼吸道去定植。

六、厌氧菌肺炎

（一）临床概况

厌氧菌是一种“讨厌”氧气的细菌，通常生活在低氧或无氧的环境中，是人体正常菌群的组成部分。正常情况下，厌氧菌对人体有益无害，但当机体防御功能减弱的时候，其转移到肺部引起感染，就可导致厌氧菌肺炎。厌氧菌肺炎好发于免疫功能减弱的老年人。厌氧菌内源性感染可发生于任何部位和脏器，但以胸腔、腹腔和盆腔感染多见，占厌氧菌内源性感染的 70% 以上。急性发作时通常表现为发热，白细胞总数升高及中性粒细胞升高。偶有寒战、咳嗽、咳黄脓性恶臭痰、咯血、胸痛甚至呼吸困难等表现。

（二）病因

由厌氧菌感染，厌氧菌是下呼吸道（支气管和肺）感染中常见的病原体。机体免疫力低下、免疫抑制剂治疗、长时间使用抗生素以及肺外厌氧菌感染性疾病都是厌氧菌肺炎的诱发因素。肺内局部感染，如肺梗死、肺癌、支气管扩张或异物进入都是其发生的危险因素。

（三）影像学表现

吸入性厌氧菌肺炎（图 1–6）多呈叶段性分布，初期肺泡壁水肿和中性粒细胞等炎性细胞浸润，伴有肺间质炎症及轻中度单核细胞反应。一般经过 7 ~ 16 d 可发展为坏死性肺炎或肺脓肿，呈现多发性小空洞，坏死区有大量脓细胞或多核粒细胞浸润。慢性肺脓肿一般壁较厚，多个或单个，较大，多位于胸膜下，破溃形成脓胸。肺部厌氧菌感染具有化脓性坏死、脓肿形成、并发脓胸（或支气管胸膜瘘）的倾向性。

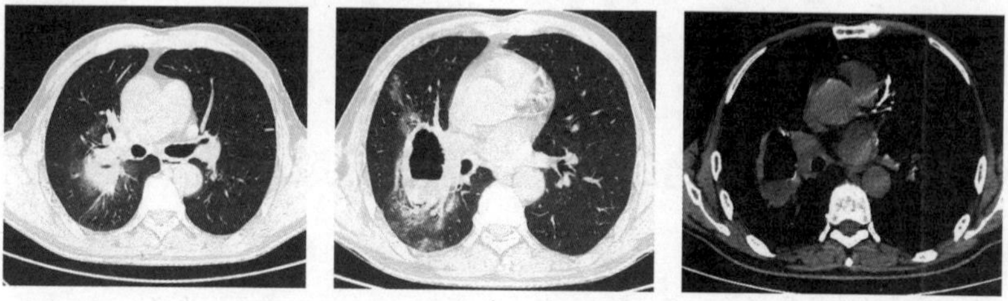

a　　　　b　　　　c

图 1–6　吸入性厌氧菌肺炎

a. 肺窗：右下肺近肺门旁见团片影，与支气管相通；b. 肺窗：右下肺团片影内部见宽大气液平面，内壁光整，周边见斑片状模糊影；c. 纵隔窗：空洞厚壁、内壁光整，密度均匀，气液平面形成。附见：冠状动脉左前降支管壁钙化。

（四）治疗方案

治疗首选硝基咪唑类抗生素，比如甲硝唑、替硝唑、奥硝唑等，此类药是专门针对厌氧菌的抗生素，临床上常用的某些相对广谱的抗生素，比如青霉素、克林霉素、三代头孢菌素、碳青霉烯类、莫西沙星，也有一定的抗厌氧菌的效果，但并非专门针对厌氧菌。

（五）防治

（1）治疗原发疾病：积极治疗可能导致厌氧菌肺炎的疾病，例如肺梗死、牙科疾病、腹腔或盆腔疾病等。

（2）避免异物进入肺部：对于年龄小的儿童，家长应避免其误吞小物件，吃饭时细嚼慢咽，避免食物误入气管。

（3）老年人及免疫能力低下者：做好防寒保暖工作，以免感冒造成免疫力下降。

（4）支气管肺癌、支气管扩张患者：积极对症治疗，保持良好的生活习惯，戒烟戒酒，积极参加体育锻炼，提高免疫力。

第二节　病毒性肺炎

一、呼吸道合胞病毒肺炎

（一）临床概况

呼吸道合胞病毒（respiratory syncytial virus，RSV）是一种引起呼吸道感染的合胞体 RNA 病毒，是造成婴幼儿病毒性呼吸道感染住院的首要因素，严重危害儿童健康，尤其对早产儿、患有先天性心脏病或原发性免疫缺陷的婴幼儿危害更重。它可以引起婴儿细支气管炎和肺炎等下呼吸道感染，以及儿童和成人的鼻炎、普通感冒等上呼吸道感染。早期感染，症状通常局限于上呼吸道，表现为鼻塞、流涕、咳嗽和声音嘶哑等。

呼吸道合胞病毒多流行于冬季和早春，各年龄段人群均可发病，但高危人群是儿童、老年人和免疫功能低下人群。这种病毒通过咳嗽或者打喷嚏后排出的飞沫进行传播，也可通过眼睛、口鼻的黏膜接触含病毒的分泌物或污染物感染人类。呼吸道合胞病毒包膜表面蛋白（G 蛋白）可以黏附在鼻咽组织、细支气管和肺泡，在鼻咽部复制后感染小细支气管上皮细胞，然后扩展至 I 型和 II 型肺泡细胞。

呼吸道合胞病毒的潜伏期通常为 2 ~ 8 d，向体外排毒可以持续 1 ~ 3 周。对于这种病毒没有特效药物，主要是支持治疗和缓解症状。然而，通过适当的预防措施，例如勤洗手、戴口罩和避免与感染者接触，可以有效地减少病毒的传播。

（二）影像学表现

基于儿童患病人群辐射风险的考虑，大多数国家筛查小儿肺炎的首选影像学检查是胸部 X 线片而非 CT。呼吸道合胞病毒肺炎的影像学表现主要包括双肺纹理增多和小斑片状阴影，同时可能伴有肺门周围线样阴影、支气管壁增厚、斑片状实变影和空气潴留等症状。高分辨率 CT（HRCT）则见斑片状磨玻璃样影和间质增厚，有时也可见小叶间隔增厚（图 1–7）。

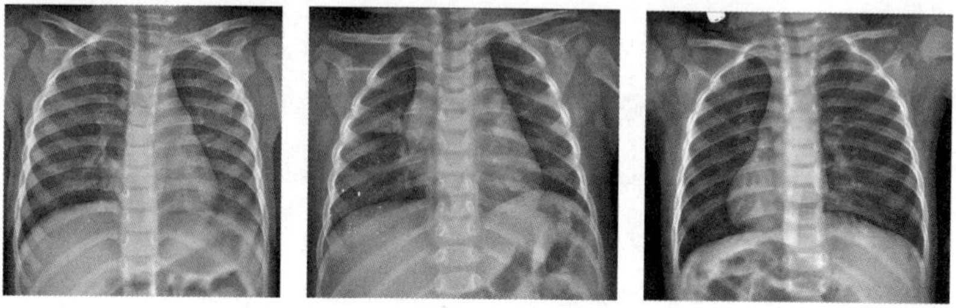

a　b　c

图 1–7　呼吸道合胞病毒肺炎

a. 左下肺野散在斑片密度增高影，其间夹杂少许小颗粒状阴影，呈网格状病变；b. 右肺门增大，右中肺野可见片状实变影，左下肺野内带心影重叠处可见斑片密度增高影，边界不清；c. 两肺纹理增粗、增多，两下肺野内中带可见散在斑片状密度增高影，边界不清。

（三）鉴别诊断

临床应注意与流感病毒、鼻病毒、人偏肺病毒、副流感病毒、人腺病毒、新型冠状病毒、肺炎衣原体、肺炎支原体等引起的呼吸系统感染进行鉴别诊断。

（四）临床治疗方案

目前全球尚无专门针对 RSV 感染的有效治疗方法，主要以对症治疗和广谱抗病毒治疗为主。近年来，国内外研究人员针对 RSV 的防治药物进行了大量研究，目前已有一些药物如单克隆抗体、融合抑制剂、免疫球蛋白等进入临床研究阶段，为 RSV 的防治带来希望。

二、冠状病毒肺炎

（一）临床概况

冠状病毒肺炎（COVID–19）是一种由新型冠状病毒引起的传染病。这种病毒在 2019 年首次被发现，并且由于其独特的冠状外观而得名。临床表现以发热、乏力、干咳、腹泻为主，部分患者伴有鼻塞、流涕、咽痛、肌痛等症状。重症患者未及时治疗，可快速发展为急性呼吸窘迫综合征、脓毒症休克，从而引起难以纠正的代谢性酸中毒，甚至多器官衰竭。另外，由于患者体内免疫反应失调，因此还可出现出凝血功能障碍。目前对于冠状病毒肺炎的传播途径还没有完全明确，但已知的主要传播方式是飞沫传播和接触传播。在潜伏期和症状期，患者可能会将病毒传播给他人。

（二）影像表现

1.X 线表现

冠状病毒感染的肺炎在影像学上的表现具有多样性，病变早期胸部 X 线检查多无异常发现。临床普通型患者可表现为两肺野外带胸膜下局限性小斑片状阴影；重症患者双肺多发渗出、实变，病灶融合呈大片状，可伴有少量胸腔积液。

2.CT 表现（图 1–8）

（1）双肺磨玻璃影：这是新型冠状病毒感染的典型影像学表现，主要特点是胸膜下外周分布多发的磨玻璃阴影，其密度稍高于肺组织，但不掩盖肺纹理。

（2）实变影：随着病情的进展，磨玻璃影的密度可能会逐渐升高，引发肺实变。这种实变影在严重的新型冠状病毒感染患者中可能出现肺部广泛受累，从而导致呼吸衰竭甚至呼吸窘迫综合征。

（3）肺间质性改变：新型冠状病毒感染还可能累及肺间质，这可能导致在磨玻璃影的基础上出现网格影，形成碎石路征。在疾病的晚期阶段，这种改变可能逐渐演变为纤维条索等纤维化改变。

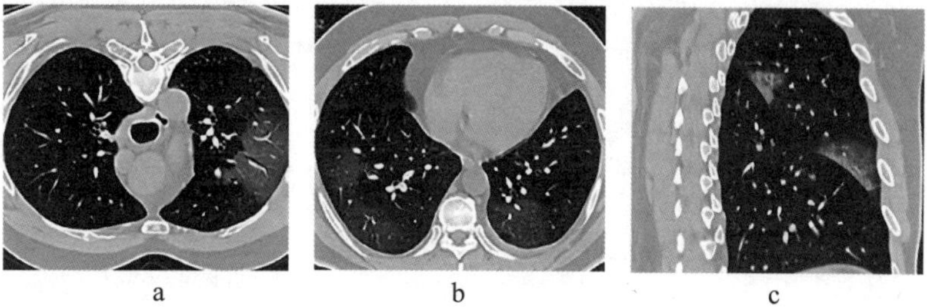

a　　b　　c

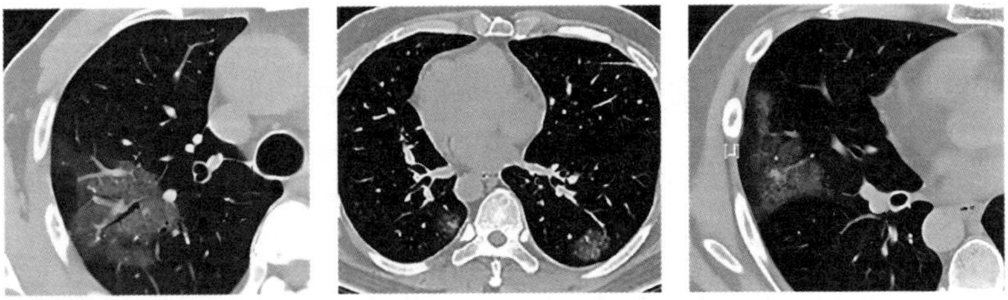

d e f

图 1-8 冠状病毒肺炎

a. 单个肺叶单发毛玻璃影，内见线状血管征及伴行“空气支气管征”；b. 两个肺叶多发毛玻璃影，内见“点状血管征”；c. 单个肺叶多发毛玻璃影，紧贴叶间胸膜；d. 铺路石征：右上肺片状毛玻璃影内见细网格状影；e. 两个肺叶单发毛玻璃影，左下方毛玻璃影内见小叶核心实变结节；f. 小叶核心结节：左上肺毛玻璃影中心见实性结节，呈小叶核心分布。

（三）鉴别诊断

与甲型流感病毒、甲乙型流感病毒、副流感病毒、腺病毒、呼吸道合胞病毒、SARS 或 MERS 等鉴别时，需结合流行病学史、接触史、首发症状及实验室检查等综合诊断。

（四）临床治疗方案

（1）轻型病例实行集中隔离管理，相关集中隔离场所不能同时隔离入境人员、密切接触者等人群。隔离管理期间应做好对症治疗和病情监测，如病情加重，应转至定点医院治疗。

（2）普通型、重型、危重型病例和有重型高危因素的病例应在定点医院集中治疗，其中重型、危重型病例应当尽早收入 ICU 治疗，有高危因素且有重症倾向的患者也宜收入 ICU 治疗。

三、麻疹病毒肺炎

（一）临床概况

麻疹是麻疹病毒引起的急性呼吸道传染病，具有高度传染性，主要通过飞沫传播。在麻疹出疹期，可由于麻疹病毒侵犯呼吸道，引起病毒性肺炎，主要在6月龄至5岁儿童间流行，成人偶有发病，临床以发热、流涕、咳嗽、结膜炎、口腔黏膜斑及皮肤出现红色斑丘疹为特征。

（二）实验室检查

呼吸道分泌物麻疹检测阳性或血标本检测麻疹病毒IgM抗体阳性。

（三）影像学表现

早期麻疹病毒沿气管、支气管及肺泡蔓延，病理改变多为间质性肺炎，X线表现为肺纹理增多、增粗、模糊，呈网格状影，CT表现为磨玻璃结节影、小叶中心结节、支气管壁和小叶间隔增厚。中晚期病理改变为双肺弥散性浸润实变，表现为双肺大小不等、分布不均的片状浸润模糊影，甚至实变。常伴有肺门淋巴结肿大和胸腔积液。

（四）鉴别诊断

（1）肺结核：病程长，抗生素、抗病毒治疗无效，抗结核治疗有效。肺结核是以干酪性坏死、纤维化、钙化为特征的慢性肉芽肿样的病变过程。在CT诊断中，重视“三多”“三少”的特征，即结核的多灶性、多态性、多钙化、少肿块、少堆聚、少增强。

（2）肺部真菌感染：一般见于有基础疾病、免疫缺陷疾病、使用免疫抑制剂的患者。当两肺出现多发炎症、肿块、结节或小梗死、球中球等征象，应高度怀疑真菌感染。针对不同真菌感染，其CT特征表现不一，如“反晕征”“糊墙征”提示隐球菌感染。

（3）变应性肺炎：有致敏物质的接触史，嗜酸粒细胞增高。CT表现为小叶中心结节，弥散分布，双肺多发磨玻璃影，吸气相可见“马赛克征”。

（五）临床治疗方案

（1）呼吸道隔离至出疹后10 d。

（2）一般治疗：休息、保持室内空气新鲜、温度适宜，加强护理。

（3）对症支持治疗：退热、镇咳、吸氧、雾化吸入疗法，必要时给予丙种球蛋白静脉注射。

（4）抗病毒治疗，合并细菌感染时用抗菌药物治疗。

四、副流感病毒肺炎

（一）临床概况

副流感病毒肺炎是一种常见的急性病毒性呼吸道感染性疾病，成人主要表现为上呼吸道感染，婴幼儿主要表现为下呼吸道感染。多数副流感病毒感染没有症状，儿童和成人多表现为普通感冒，但低龄儿主要出现毛细支气管炎和肺炎。临床主要表现为发热、痉挛性咳嗽、声音嘶哑、喘憋，伴有不同程度的上呼吸道梗阻症状，严重时可出现喉气管炎。

（二）实验室检查

需进行病原学检查方能确诊。在感染后 3 d 内留取鼻咽分泌物接种易感细胞进行病毒分离，通常 10 d 内可分离出病毒。采用免疫荧光法、酶联免疫吸附法或放射免疫测定法快速检查呼吸道分泌物内脱落上皮细胞中的病毒抗原，可做到快速诊断。

（三）影像表现

（1）X 线表现：呈非特异性，轻型下呼吸道感染常表现正常，严重时主要表现为双肺浸润或实变。

（2）CT 表现：主要表现为以气道为中心的疾病模式，包括磨玻璃影、实变、树芽结节和支气管壁增厚。下叶受累多见（图 1–9）。

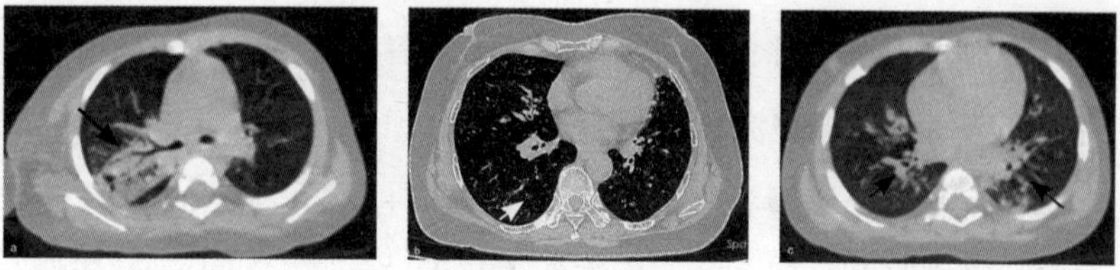

a　　　　b　　　　c

图 1–9　副流感病毒肺炎

a. 右肺实变，内见空气支气管征；b. 肺窗示右肺下叶树芽征；c. 双肺病变，沿支气管血管束分布。

（四）鉴别诊断

其他感染性 / 非感染性疾病鉴别：均可见双肺实变影。

不同病毒性肺炎之间鉴别：主要依赖实验室检查。

（五）临床治疗方案

目前，对副流感病毒感染的治疗是支持性的，但已发现使用皮质类固醇有益的组除外。包括 DAS181 在内的几种新药似乎有望治疗免疫功能低下患者的严重疾病，而减少幼儿疾病负担的疫苗正在开发中。

五、巨细胞病毒肺炎

（一）临床概况

巨细胞病毒肺炎是指人体原发或继发人巨细胞病毒（human cytomegalovirus，HCMV）感染，累及肺组织并出现了肺炎相关症状及影像学表现的肺部疾病。巨细胞病毒是一种广泛存在于自然界的 DNA 双链疱疹病毒。在免疫力正常的健康人群中呈潜伏状态，通常无症状或仅仅表现为自限性发热。在免疫功能受抑制的人群中，如接受造血干细胞移植者、实体器官移植者、接受免疫抑制剂治疗者、长期使用糖皮质激素者更容易出现巨细胞病毒感染。临床表现常缺乏特异性，典型者可出现持续或间断性发热、咳嗽、进行性加重的呼吸困难和低氧血症，但也有不热者，干咳，或少量泡沫痰。

（二）实验室检查

支气管肺泡灌洗液（BALF）中巨细胞病毒（CMV）核酸检测阴性，则基本可排除 CMV 肺炎，但阳性预测价值较差，在移植后无症状患者以及正常人群中也可检出。在肺活检组织中看到典型核内包涵体，或通过免疫组织化学染色、原位杂交检测到细胞内病毒，是 CMV 肺炎诊断的金标准。血 CMV 核酸检测只能诊断 CMV 感染，定量检测有助于反映体内病毒载量。CMV 特异性抗体（IgM 抗体）通常在感染后 10 ~ 15 d 检出，不利于早期诊断，同时由于人群中的隐形感染率很高，导致检测假阳性，故 CMV 抗体检测对 CMV 感染诊断的临床价值不高。用 ELISA 方法检测血清中巨细胞病毒特异性抗体 IgM、IgG，阳性结果提示已获得 CMV 感染。

（三）影像学表现

1.X 线表现（图 1–10）

（1）早期胸片可无明显异常，或表现为双肺纹理增粗。

（2）随着病情进展，X 线可表现为双肺中下肺野沿肺纹理分布，呈散在、多发、弥漫且大小不一的点片状磨玻璃密度影，并逐渐扩散至全肺。

（3）病变继续进展，部分病灶可融合成边界不清的大片状实变影。

2.CT 表现（图 1–11）

肺间质和肺泡浸润性改变，并伴有小叶间隔增厚和胸腔积液；常见弥漫性分布的磨玻璃影和多发中心磨玻璃小结节影、树芽征和晕征。随病情进展，病灶融合成大片状实变影。

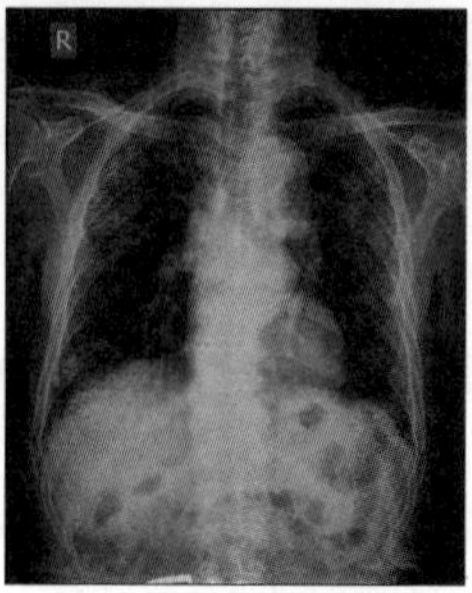

图 1–10　巨细胞病毒肺炎 X 线表现

斑片状磨玻璃密度影，以双下肺野较明显。

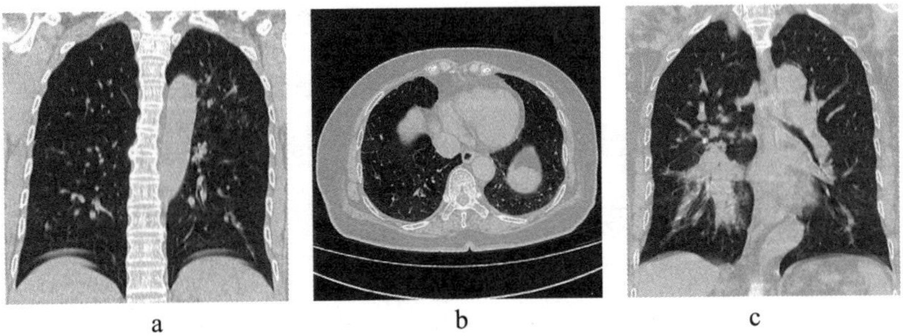

图 1-11　巨细胞病毒肺炎 CT 表现

a. 肺窗冠状位示双肺散在小斑片状磨玻璃密度影；b. 双肺散在小叶间隔增厚，伴局部肺气囊形成；c. 右肺下叶大片状实变影，边界模糊，呈肺泡浸润性改变。

（四）鉴别诊断

肺孢子菌肺炎：两者 X 线表现类似，CT 显示均存在磨玻璃密度影，但分布部位有所不同，肺孢子菌肺炎常见以肺门为中心广泛性分布磨玻璃密度影，外周相对不累及，可见“月弓征”。

（五）临床治疗方案

（1）目前临床通常采用普遍性预防或抢先治疗的策略，前者针对感染的高危患者进行抗病毒预防；后者对实验室阳性或具有临床症状的早期患者实施抗病毒治疗。

（2）常用的一线药物包括更昔洛韦、缬更昔洛韦、膦甲酸、西多福韦和来特莫韦。

六、疱疹病毒肺炎

（一）临床概况

人类疱疹病毒是具有包膜的双链 DNA 病毒，包括单纯疱疹病毒（HSV）1型和2型、水痘－带状疱疹病毒、EBV、CMV、疱疹病毒6型和7型。在急性感染后具有潜伏能力，通过内部和外部触发后可重新激活。肺部感染主要发生在免疫功能低下或受损的患者。

HSV感染常发生在上呼吸道，表现为咳嗽，气急，发热（＞38.5℃），白细胞计数降低，可伴有皮肤黏膜HSV损害。水痘－带状疱疹病毒（VZV）为水痘的致病病原体，通过空气或飞沫传播，多发生于冬、春两季，潜伏期较长，起病较急，传染性强。临床上有皮肤水痘征象，水痘患者接触史及发热、咳嗽等肺部症状。CMV肺炎不具季节性，免疫功能正常人群罕见发生，临床表现有发热、干咳、呼吸困难。EBV感染B淋巴细胞和咽上皮细胞，易感个体通过与病毒携带者直接接触传播，在青少年中表现为隐匿性发热、身体不适、咽炎和淋巴结增大。很少见到肺间质浸润和磨玻璃密度影，常见纵隔淋巴结增大。

（二）实验室检查

血清学检查一般会出现抗体/抗原滴度的升高，或病毒分子拷贝数升高。直接从下呼吸道分离出病毒，具有明确的诊断意义。

（三）影像学表现

（1）单纯疱疹病毒肺炎：主要为间质性肺炎表现，局灶或多发磨玻璃密度影，常见小叶中心结节、胸腔积液，而实变少见。

（2）水痘－带状疱疹病毒肺炎：①肺结节。单发或多发，以多发常见，分布无特异性，结节边缘出现晕征，部分结节融合或伴实变影；也有研究发现部分结节偶可见点状钙化。②两肺间质性炎症改变。表现为弥散性磨玻璃密度改变或胸膜下网格影。

（3）CMV 肺炎：影像学表现为双肺网状影、小叶中心结节、磨玻璃密度影和实变影；肿块常见于获得性免疫缺陷综合征患者。

（四）鉴别诊断

（1）血型播散型肺结核：两肺多发直径 2 ~ 3 mm 的粟粒结节，以中上肺分布为主，结节可相互融合，可伴空洞、钙化，通过痰结核菌的检查可确诊。

（2）肺曲霉病：多发生于有基础疾病患者或免疫缺陷及免疫力严重低下的人群，影像学特点以肺内结节或肿块伴“晕轮征”、曲菌球及空气新月征为主，有一定特征性。

（3）隐球菌肺炎：其 CT 表现多样，可分为结节、肿块为主型，实变、磨玻璃密度为主型及混合型；多仅累及单侧肺。

（4）肺转移瘤：多为实性、多发的病灶，结合临床病史多有原发灶或肿瘤病史可以鉴别。

（五）临床治疗方案

（1）抗病毒治疗：阿昔洛韦、伐昔洛韦、更昔洛韦等抗病毒治疗药物。

（2）对症处理。

第三节 真菌性肺炎

一、念珠菌肺炎

（一）临床概况

念珠菌肺炎是由念珠菌属引起的急性、亚急性或慢性肺部感染性疾病，但不包括真菌定植，常见于高强度念珠菌定植伴生理屏障破坏,或各种原因导致自身免疫功能低下的患者。根据感染的途径，可分为原发性（吸入性）和继发性念珠菌肺炎，先天性、过敏性、念珠菌肺空洞等特殊类型在临床上均很罕见。临床症状取决于发病过程、宿主状态和肺炎的范围等,多呈急性肺炎或伴脓毒血症表现，咳嗽，痰少而黏稠或痰中带血，不易咳出，伴呼吸困难、胸痛等呼吸道症状。

（二）实验室检查

血培养是目前念珠菌感染诊断的金标准，支气管分泌物或支气管肺泡灌洗液的真菌 G 实验有助于诊断,支气管镜检查可发现气道管腔内较多黏膜白斑、充血、水肿，严重者可出现糜烂、溃疡、出血，甚至可以引起气道阻塞，病灶组织病理可见黏膜炎、沿气道分布的多发脓肿及念珠菌菌丝。

（三）影像学表现

（1）X 线表现（图 1–12）

双肺纹理增粗、紊乱，两肺中下肺野可出现斑点状或不规则片状、融合而广泛的实变影，肺尖部病变少见。对于继发性念珠菌肺炎，胸部 X 线检查可以表现为阴性，特别是使用免疫抑制剂的患者。

（2）CT 表现（图 1–13）

双肺出现散在斑片状、大片或肿块样实变伴有周围“晕征”，以胸膜下多见；也可出现边界清晰的实性结节，结节内空洞较少见。肿块样念珠菌感染灶的内部可见穿行细支气管及小血管，细支气管管壁不厚、管腔未见狭窄，小血管无血栓或管腔阻塞。

（四）鉴别诊断

曲霉菌肺炎：均可形成出现“晕征”以及肺内结节表现，但念珠菌肺炎肺内结节更为少见。

（五）临床治疗方案

最主要的是抗真菌治疗，重症念珠菌下呼吸道感染推荐棘白菌素类药物治疗，轻症者根据药敏结果也可选用氟康唑、伊曲康唑或伏立康唑治疗。

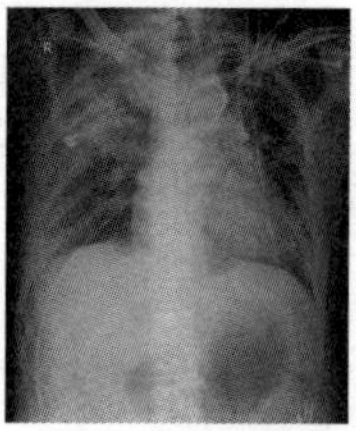

图 1–12　念珠菌肺炎 X 线表现

右中上肺野不规则广泛片状实变影，伴少量胸腔积液。

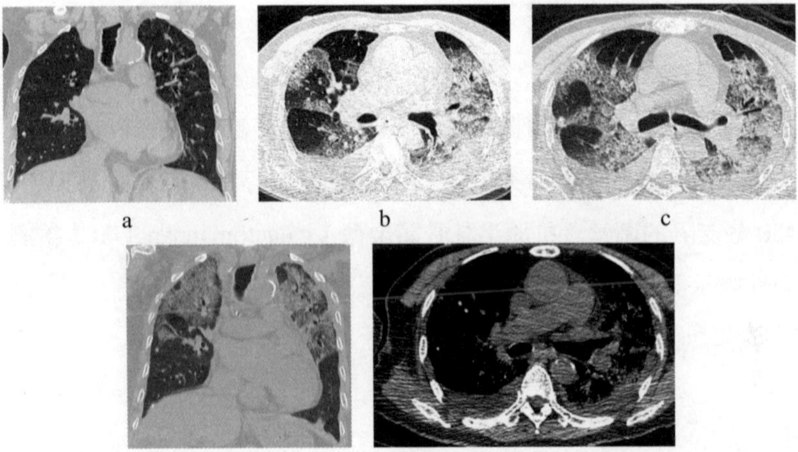

a　b　c　d　e

图 1-13　念珠菌肺炎 CT 表现

a. 肺窗冠状位示左肺上叶条片状实变影，双肺见边界清晰实性结节；b–d. 肺窗示病情进展，右肺中叶及双肺上叶斑片状 / 大片状实变影，其内细支气管穿行；e. 双侧胸腔积液。

二、曲霉菌肺炎

（一）临床概况

曲霉菌肺炎又称肺曲霉病（pulmonary aspergillosis），是由曲霉引起的感染性疾病，主要致病菌为烟曲霉，部分致病菌有黄曲霉、土曲菌、构巢曲霉等。本病多为继发性感染，如继发于肺结核、肺癌、支气管肺囊肿及结节病等慢性肺部疾病，原发者罕见。老人、糖尿病患者是最常见易感者，但任何年龄都可发病。患者可出现发热、咳嗽、咳痰等急性肺炎症状，部分患者还可出现咯血。临床上可分为 3 种类型：①曲霉球；②侵袭性肺曲霉菌病；③变应性支气管肺曲霉菌病。临床上以曲霉球最常见。

（二）实验室检查

金标准为经纤维支气管镜肺活检、经胸壁穿刺活检获取组织标本后在其中检测出曲霉菌成分。显微镜下对痰液、支气管肺泡灌洗液直接涂片做过碘酸希夫染色（PAS）和银染等特殊染色可见无色、450 分支隔的菌丝。抗原半乳甘露聚糖（galactomannan，GM）检测阳性提示曲霉感染，国内规定 GM 两次阳性有临床诊断意义。

（三）影像学表现

1.X 线表现

（1）曲霉球：经典表现为空洞性病变内有球性内容物，空洞壁与内容物间有空气新月征，内容物位置可随患者体位改变而变化，内容物邻近胸膜可见增厚。

（2）侵袭性肺曲霉菌病：平片表现无特异性，早期表现为两肺多发边缘模糊的结节影，多位于两肺外带，随着病变进展结节影逐渐清晰，有融合趋势。随后两肺散在的片状、团块状阴影，部分可见空洞形成。

（3）变应性支气管肺曲霉菌病：严重时表现为沿支气管分布的管状、指套状阴影，可同时出现肺叶、肺段局部不张。

2.CT 表现

（1）曲霉球（图 1–14）：表现为空洞中团块状阴影占据空洞的部分或大部分，空洞的其余部分呈半月形或新月形透光区，团块影可随体位而移动，常为单个，上叶多见，亦可呈多发性分布于多个肺叶。增强空洞结节不强化。

（2）侵袭性肺曲霉菌病：早期表现为炎症阴影，周围可见薄雾状渗出，随着病变进展，炎症病变内可见支气管充气征，随后可见空气半月征，进一步可发展为完整性空洞。

（3）变应性支气管肺曲霉菌病：同一部位反复出现或游走性片状浸润性阴影，若孢子阻塞支气管可引起短暂性肺段或肺叶不张、Y 型条带状阴影（支气管黏液栓塞），可以随时间的推移而变化。病变近端可见扩张的中央支气管。

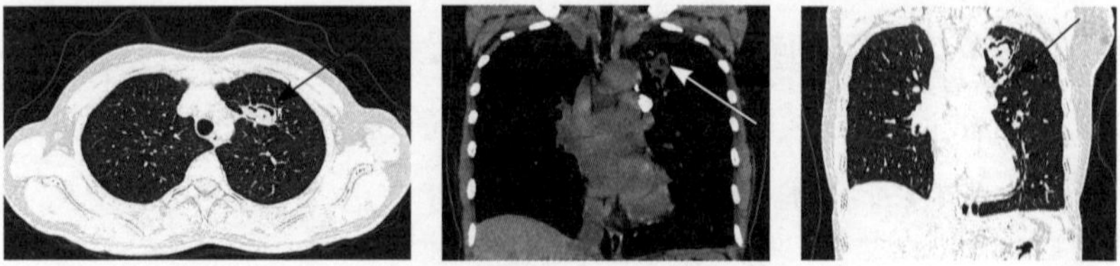

a　　　　b　　　　c

图 1–14　曲霉菌肺炎（曲霉球）

a. 肺窗示左上肺空洞伴附壁结节；b. 冠位纵隔窗示左上肺空洞内软组织结节；c. 冠状位示左上肺空洞内空气新月征。

（四）鉴别诊断

（1）肺毛霉病：多发生于严重免疫功能不全患者。影像学特点为肺野外带分布、内含磨玻璃影的结节和 / 或实变，即“反晕征”。部分病例可表现为肺的局限性坏死。

（2）肺结核：青年较多发，病变位于上叶尖后段、下叶背段，可见增殖、渗出、空洞、钙化等多形性病变，临床典型症状为午后低热、盗汗，结合实验室检查容易鉴别。

（3）肺癌：中老年男性，咳嗽、咯血较多见，肿块呈分叶状，可见不规则厚壁空洞，周围可见短毛刺，支气管可见截断，伴或不伴肺门、纵隔肿大淋巴结。

（4）肺脓肿：空洞周围有炎性反应，洞厚不规则伴有液平，临床表现为明显中毒症状，白细胞总数及中性粒细胞增加明显，抗感染治疗后空洞缩小或闭合。

（五）临床治疗方案

治疗方案根据临床分型不同而调整，曲霉球型用抗真菌药物治疗无效，患者出现频繁或大量咯血时推荐手术切除，不能耐受手术者可选择支气管动脉栓塞治疗、止血；侵袭性肺曲霉菌病首选抗真菌药物治疗，如两性霉素 B；变应性支气管肺曲霉菌病首选激素治疗，抗真菌药物治疗虽有疗效，但容易复发。

三、隐球菌肺炎

（一）临床概况

隐球菌肺炎是由新型隐球菌引起的肺亚急性或慢性肉芽肿性疾病。该病多发于免疫力低下人群。临床症状较轻，而影像学表现严重，常见症状有咳嗽、咳痰、发热；也有部分患者无症状，体检时偶然发现。

（二）实验室检查

组织病理学检查是诊断隐球菌肺炎的“金标准”。手术切除的肺组织或经皮肺组织穿刺活检、经支气管镜活检等方法获取的组织标本，经六胺银染色、过碘酸希夫染色等特殊染色等检测出隐球菌病原体。

（三）影像学表现

1.X 线表现

胸片无特异表现，可表现为孤立结节、多发结节、肿块、大片实变影或粟粒样结节，常常被误诊或漏诊。

2.CT 表现

隐球菌肺炎影像学表现多样，病变多分布在双肺下叶肺野外带。根据影像学表现主要分为以下 4 型。

（1）孤立结节型（图 1–15）：此型最常见，多见于免疫功能正常者。结节与胸膜宽基底相连；边缘常平直、呈“方形征”；外周可有“晕征”；近段可见血管自然进入，近段支气管走形自然，可见“支气管充气”；密度多均匀，部分病变内可见小空洞、空泡，增强呈轻中度延迟强化。

（2）多发结节、肿块型（图 1–16）：此型常见。常发生于两肺下叶，聚集生长，形态类似，有融合趋势，融合呈肿块，边界多清楚，密度较均匀，周围常有晕征。

（3）浸润实变型：此型相对少见。病变以胸膜下分布为主；实变病灶宽基底贴于胸膜；可见“支气管充气征”，支气管近段清晰、远端常阻塞；部分实变病变内可见“空洞、空腔”，其内无液平，可以有残余结构。

（4）弥散性粟粒结节型（图 1–17）：此型少见。常发生于免疫低下人群，常合并隐球菌脑病。影像学表现无特异性。

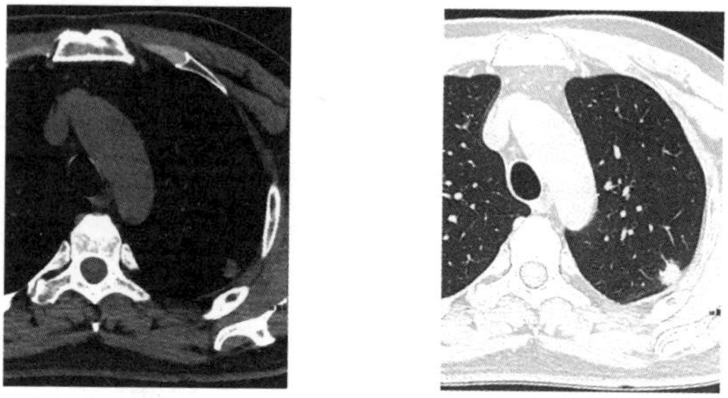

a　　　　　　　　b

图 1–15　孤立结节型隐球菌肺炎

a.CT 平扫软组织窗示左肺下叶实性肺结节，密度均匀，宽基底与胸膜相连；b. 肺窗示结节近段可见血管自然进入，结节边缘平直，周围有晕征。

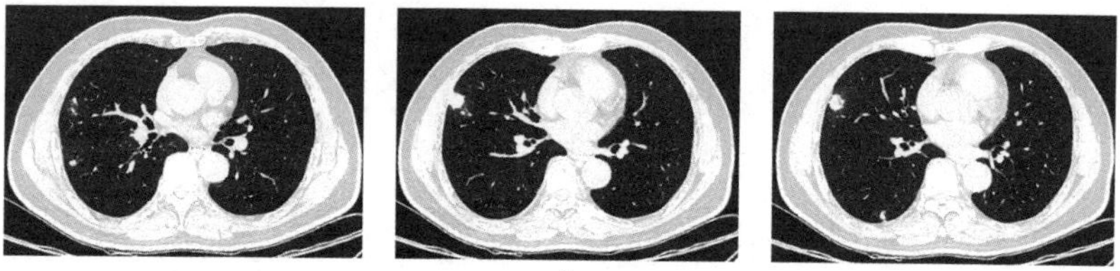

a　　　　　　　　b　　　　　　　　c

图 1–16　多发结节、肿块型隐球菌肺炎

a–c. 肺窗示右肺中、下叶胸膜下区多发实性结节、肿块，部分宽基底与胸膜相连，结节边缘平直，周围有晕征，较大结节内见空气支气管征。

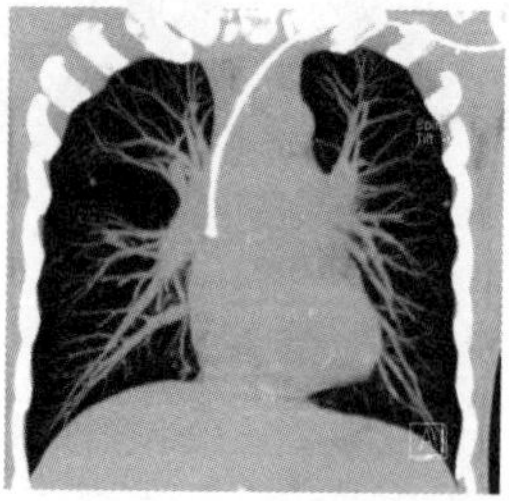

图 1–17　弥散性粟粒结节型隐球菌肺炎

肺窗冠状位最大密度投影（MIP）重建片示双肺内粟粒样结节，呈随机分布。

（四）鉴别诊断

（1）周围型肺癌：单发结节型隐球菌肺炎需与周围型肺癌鉴别，前者边缘平直，血管自然进入，后者边缘可见多发短毛刺，血管向结节内聚拢，呈血管集束征。前者位于胸膜下时常与胸膜宽基底相连，而后者呈胸膜凹陷征。前者增强呈轻中度强化，后者强化明显。

（2）大叶性肺炎：大叶性肺炎临床症状明显，病变沿肺叶或肺段分布，内见“支气管充气征”，边缘被叶间胸膜局限而平直；肺炎患者肺体积不缩小。

（五）临床治疗方案

（1）轻中度症状的患者用氟康唑治疗。

（2）重度症状的患者，诱导治疗为两性霉素 B 联合氟胞嘧啶，巩固和维持治疗用氟康唑。

四、肺孢子菌肺炎

（一）临床概况

肺孢子菌肺炎又称耶氏肺孢子菌肺炎（pneumocystis jiroveci pneumonia，PJP），是由耶氏肺孢子菌（pneumocystis jiroveci，PJ）感染人体而引起的呼吸系统真菌感染性疾病。患病人群主要是艾滋病患者和免疫受损、缺陷的人群。临床表现无特异性，艾滋病患者发生 PJP 常起病隐匿，常见症状有发热、咳嗽、进行性呼吸困难、咳痰及体重下降，少数患者亦可无临床症状，合并气胸时可出现急性呼吸困难伴有胸痛。而肺部体征往往很轻或阴性，体征与症状不匹配也是其重要临床特点之一。非艾滋病的其他免疫抑制患者并发

PJP时，常呈急性发病，伴有发热、干咳、呼吸困难，短期内迅速出现呼吸衰竭。

（二）实验室检查

检出耶氏肺孢子菌的包囊或滋养体是诊断PJP的“金标准”。实时PCR实验阳性可诊断PJP，但难以鉴别定植和感染。细胞外乳酸脱氢酶和（1–3）–β–D–葡聚糖（BDG）是诊断PJP最常用的血清学指标，其敏感度及特异度较高，细胞外乳酸脱氢酶还能动态反映病情进展和疗效。支气管肺泡灌洗液标本检查和肺组织活检可取得较高检出率，但在临床应用中受到一定限制。

（三）影像学表现

1.X线表现

胸片无特异表现，可表现为正常、可疑或双肺弥散性浸润。其相对典型表现为，双肺小叶性肺泡和间质浸润，呈广泛网状或网结节状影。早期表现为双侧纹理增多、增粗，伴少量网状结节影。进展期，表现为小叶浸润或进展至大片实变。部分严重免疫功能低下和经雾化喷他脒治疗的患者常可出现肺囊肿、肺气囊和气胸。

2.CT表现

早期常表现为两肺多发小粟粒结节，以肺门为中心，向两侧肺野发展。中期表现为两肺弥散性磨玻璃样改变，典型表现为以肺门为中心的双侧对称病灶；自肺门向肺野中外带浸润，由中肺向下肺发展，而肺尖部最晚累及；肺野外带可见典型的“柳叶征”或“月弓征”。晚期表现为两肺内多发团片状、结节状及网格状影或“碎石路征”，以中下肺野分布为主。总之，病变由小片状渗出、磨玻璃样改变逐渐进展至双肺散在斑片影及弥散实变，最后可遗留间质性改变。

根据 PJP 的影像学表现可大致分为以下 6 型。

（1）单纯磨玻璃型（图 1–18）：此型常见，即双肺透亮度降低，呈弥散的淡薄、均匀的磨玻璃密度，其内肺纹理走行清晰、自然。

（2）磨玻璃合并间质型（图 1–19）：此型常见，即双肺弥漫的磨玻璃影合并网格状影、网织结节影，可见“碎石路征”。

（3）磨玻璃合并实变型（图 1–20）：即磨玻璃影合并实变斑片影。双肺中下叶分布，实变影内见“空气支气管征”。

（4）间质型（图 1–21）：此型较少见，即肺内仅出现间质病变，间质病变累及范围明显大于其他实质病变；肺内间质病变包括中轴间质病变、周围间质病变及间隔间质病变。

（5）肺气囊型（图 1–22）：也称囊变型，此型少见，即肺内多发且分布广泛的大小不一的薄壁、透亮含气囊腔。可合并气胸，伴或不伴纵隔、皮下积气。

（6）混合型（图 1–23）：此型较常见，即磨玻璃影、实变影、间质性改变、肺气囊、结节影中，至少 3 种以上同时存在，且无一占主导地位。

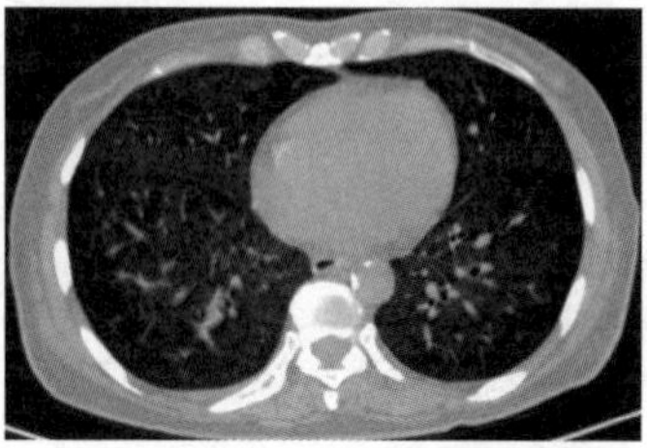

图 1–18　单纯磨玻璃型肺孢子菌肺炎

HRCT 肺窗示双肺弥漫、对称分布的磨玻璃密度影，磨玻璃影与正常透亮肺组织分界清，呈地图样改变及马赛克征。

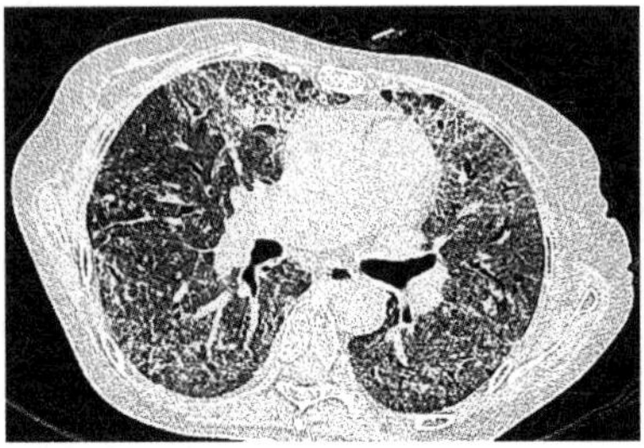

图 1-19　磨玻璃合并间质型肺孢子菌肺炎

HRCT 肺窗示双肺弥漫磨玻璃密度影伴细网格状改变，可见“碎石路征”。

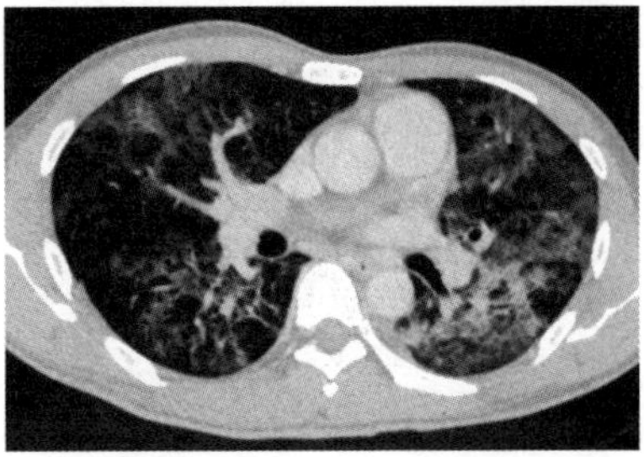

图 1-20　磨玻璃合并实变型肺孢子菌肺炎

HRCT 肺窗示双肺对称分布磨玻璃密度影及斑片状实变影。

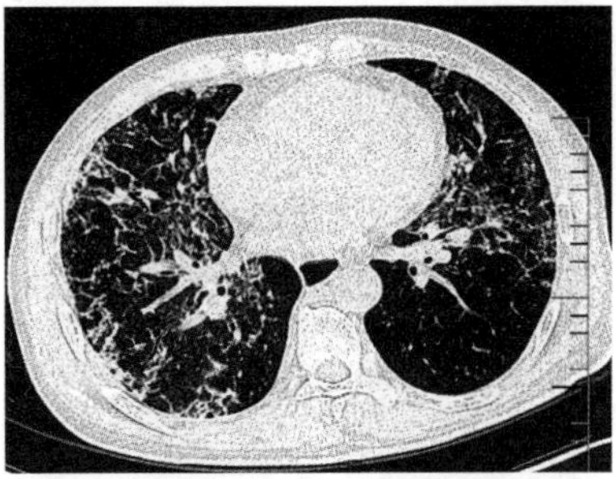

图 1-21　间质型肺孢子菌肺炎

HRCT 肺窗示双肺周围间质增粗，表现为粗网格状影及 Kerley 线，同时肺内见不规则线影及少许淡薄磨玻璃密度影。

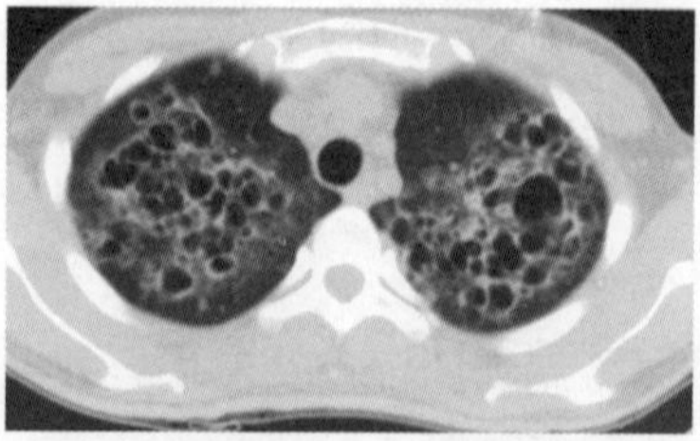

图 1-22　肺气囊型肺孢子菌肺炎

CT 肺窗示双肺多发大小不等的肺气囊，部分融合。

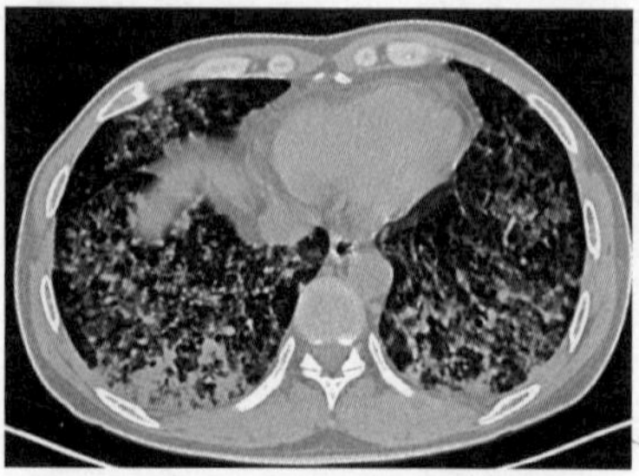

图 1-23　混合型肺孢子菌肺炎

CT 肺窗示双肺弥散磨玻璃影、粟粒结节及多发斑片实变影。

（四）鉴别诊断

（1）其他病原体肺炎：PJP 最常见且最具特征性的表现是双肺内以肺门为中心的、对称分布的磨玻璃影，而且磨玻璃影常不累及肺外带，出现典型“月弓征”，此特点可有助于与其他病原体肺炎和肺水肿进行鉴别。

（2）间质性肺疾病：PJP 的间质病变具有以下特点。①肺内间质病变以双肺弥漫、对称分布的细网状影及不规则线状影最为典型。②肺内间质病变以间隔间质最先累及，也最为常见；周围间质较常见，常与间隔间质同时出现或相对较晚累及；而中轴间质出现相对较晚且较少累及。③弥漫性间质病变往往合并磨玻璃影出现，这也是其与其他间质性肺炎鉴别的特征。④早期、进展期的间质病变可在短期内被明显吸收。

（五）临床治疗方案

（1）目前首选复方新诺明治疗艾滋病合并 PJP。对于低氧血症患者，短期使用糖皮质激素对于改善预后有益处。若合并气胸、纵隔气肿及皮下气肿则预后不良。

（2）对于非艾滋病的 PJP 患者，复方新诺明治疗 PJP 仍然有效，但应注意病毒等复合感染。PJP 尚无有效可靠的预防手段。

（3）药物预防可显著降低免疫力低下者 PJP 发生率，延长患者生存期。

五、毛霉菌肺炎

（一）临床概况

毛霉菌肺炎又称“肺毛霉菌病”（pulmonary mucormycosis）。是由毛霉菌目的根霉菌属、毛霉菌属、根黏菌属、犁头霉菌属、被孢霉菌属及丝状霉菌属引起的一种急性化脓性疾病，慢性感染罕见。临床上以毛霉菌和根霉菌较为常见。前者好侵犯肺，后者多累及鼻、鼻窦、眼眶、脑及消化道。毛霉菌病易感于糖尿病、白血病、淋巴瘤、长期大量应用抗生素、类固醇皮质激素和抗肿瘤药物人群，还可见于因各种原因引起铁或铝过多而用铁配位剂者。毛霉菌有极强的侵袭力，很快向邻近组织扩散。实验证实它可以产生弹性蛋白酶和蛋白酶，故该菌主要侵入血管内，形成血栓，引起血管阻塞和梗死。病变沿血栓的扩展方向发展，主要为筛前动脉和蝶腭动脉，筛窦和上颌窦骨壁随之破坏，重者波及蝶窦和额窦。由于眶内壁菲薄，病变沿筛动脉很快侵入眶内眼球后，达到眶尖；再由眼动脉扩展到颈内动脉，产生颈内动脉血栓、海绵窦血栓，也有个别报道病变沿神经扩展者。毛霉菌病主要为急性化脓性炎症，化脓可能是毛霉菌直接作用和真菌栓子阻塞血管的结果。肺毛霉菌病的症状无特异性，一般急性或亚急性起病，病情通常比较严重。临床表现有发热、咳嗽、咯血、胸痛和呼吸困难等。

（二）实验室检查

毛霉菌感染只有通过真菌病原学和组织病理学才能明确诊断。近年开展的真菌抗原检测，如 G 试验、GM 试验等在毛霉菌感染时均为阴性。痰液、针吸液及支气管肺泡灌洗液培养阳性率 $< 5\%$，血培养的阳性率更低。确诊主要依靠组织病理学。目前诊断肺毛霉菌病最主要的方法是纤维支气管镜活检，40% 以上的病例，特别是糖尿病患者可见气管内病变，如气道狭窄梗阻，黏膜红肿、溃疡或者有黏液性、脓性或凝胶状分泌物等。

临床及实验室检查无特异性，多数患者外周血白细胞计数升高。

（三）影像学表现

最为常见的影像学表现为进行性、均质性肺叶或肺段的实变，也可表现为单个或多发性肺结节或肿块，上叶病变多见，其次为下叶。超过 40% 的病例出现空洞（图 1–24），空气半月征较曲霉菌肺炎少见，一旦出现，提示患者有可能出现大咯血，但预后相对良好。毛霉菌具有极强的组织穿透能力，常侵蚀肺小动脉，形成肺动脉栓塞、肺梗死、肺动脉瘤及假性血管瘤，病变进展迅速，如不治疗，多数死于大咯血。肺毛霉菌病也可出现肺不张、胸腔积液和纵隔淋巴结肿大。

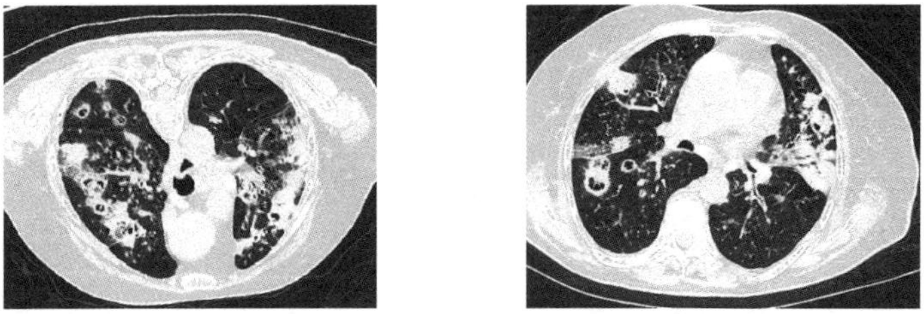

a　　　　　　　　　　b

图 1–24　毛霉菌肺炎

a. 肺窗示双肺多发空洞伴反晕征；b. 双肺晕征、反晕征及空洞、实变多种影像均可见。

（四）鉴别诊断

（1）肺结核：可出现空洞，多发生于上叶尖后段及下叶背段。

（2）肺梗死：临床主要表现为胸痛、呼吸困难、咯血，严重者可能发生休克危及生命；影像学表现为楔形致密影。

（3）细菌性肺炎：主要表现为片状实变影，常伴含气支气管征。

（4）肉芽肿肺炎：包括多发性肺结节、肿块、楔形病灶、片状浸润阴影、空洞、气道狭窄或溃疡、肺出血等。肺部 Wegener 肉芽肿 CT 征象多样，典型的影像学特点是“三多”，即多发性、多样性、多变性。

（五）临床治疗方案

一旦确诊为肺毛霉菌病，立即静脉应用两性霉素 B 1 ~ 1.3 mg/kg，疗程至少 8 ~ 10 周，总量 2 ~ 3 g，可与 5– 氟胞嘧啶联合应用。如果不能耐受，可应用两性霉素 B 脂质体 3 mg/kg，其他抗真菌药物大多无效。如果明确出现胸腔内感染，可应用两性霉素 B 胸腔内注射。另有报道新型口服三唑类抗真菌药物泊沙康唑对毛霉菌有效。由于毛霉菌极易阻塞局部血管和支气管，药物很难在病灶部位达到较高的浓度，因此单纯的内科治疗效果并不理想。两性霉素 B 应用 2 周症状无改善者，应早期进行手术干预，切除病灶。

（六）预防

（1）生活规律：保持充足的睡眠，合理的饮食，经常锻炼，少熬夜，预防支原体感染。

（2）勤洗手：在饭前、便后，接触不干净的物品后勤洗手。

（3）少聚集、多通风：秋冬季节，尽量避免到人群密集或不通风的公共场所，保持室内通风。

（4）出门勤戴口罩：必要出入公共场所时，戴好口罩。

第四节 肺炎支原体肺炎

（一）临床概况

肺炎支原体肺炎（mycoplasma pneumoniae pneumonia，MPP）：是指肺炎支原体（mycoplasma pneumoniae，MP）感染引起的肺部炎症，可累及气管、支气管及各细支气管、肺泡以及间质，是儿童最常见的呼吸道感染之一，中老年人少见。临床上通常表现为较重的下呼吸道症状和较轻的上呼吸道症状。多数患者以低热、疲乏为主，症状以干咳最为突出。

（二）实验室检查

支原体特异性抗体 IgG/IgM 升高，对诊断该病有提示意义，但早期常呈阴性。肺炎支原体培养是诊断 MP 感染的“金标准”，但该病原体培养需要特殊的条件且生长缓慢，故较难在临床上广泛应用。因此，判定 MP 感染，需结合临床和影像学特点综合分析，并且影像学具有一定特点。

（三）影像学表现

（1）部位：儿童以中下肺分布为主，成人随机分布。

（2）主要表现：支气管管壁增厚或支气管周围炎，黏液栓堵塞细支气管表现为“树芽征”（图 1–25）。还可累及肺实质表现为肺叶实变，重症患者可出现蛋白渗出，表现为“白肺”；亦可累及肺间质表现为磨玻璃影；伴或不伴有胸腔积液；较少出现淋巴结肿大征象。

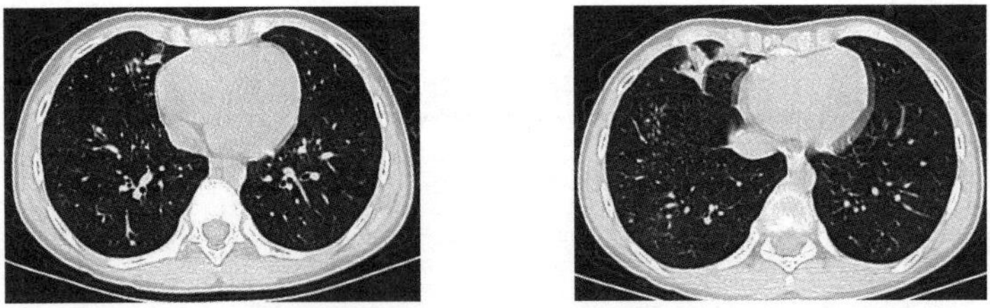

图 1–25　肺炎支原体肺炎

a. 肺窗示右肺中叶支气管壁增厚；b. 右肺中叶支气管黏液栓形成。

（四）鉴别诊断

（1）病毒性肺炎：症状较轻，起病较急，影像学多表现为间质性肺炎，CT 表现为以气道中心分布，可表现为树芽征及支气管管壁增厚，以及沿支气管分布的实变影。

（2）细菌性肺炎：起病急，可伴咳嗽、发热，寒战，咳铁锈色痰，影像学表现为跨肺段分布的实变影，可伴胸腔积液。

（五）临床治疗方案

（1）首选药物为大环内酯类药物。常用的有阿奇霉素、红霉素、克拉霉素等。

（2）对症处理。

（六）预防

（1）生活规律：保持充足的睡眠，合理的饮食，经常锻炼，少熬夜，预防支原体感染。

（2）勤洗手：在饭前、便后，接触不干净的物品后勤洗手。

（3）少聚集、多通风：秋冬季节，尽量避免到人群密集或不通风的公共场所，保持室内通风。

（4）出门勤戴口罩：必要出入公共场所时，戴好口罩。

第五节　衣原体肺炎

（一）临床概况

衣原体肺炎主要是由肺炎衣原体、鹦鹉热衣原体、沙眼衣原体三种衣原体引起。最常见的是沙眼衣原体引起的肺炎。

大多数感染肺炎衣原体的患者初期没有症状，病原体会在人体内潜伏 3～4 周，随后出现症状，最初通常出现上呼吸道的症状，如鼻塞、咽喉痛、流鼻涕等，然后在 1～4 周之后才会出现肺炎的症状。早期会出现发热，咽痛，声音嘶哑，随后出现咳嗽，痰液较少。即使接受治疗后，咳嗽症状可能仍会持续几周到几个月。

鹦鹉热衣原体肺炎常见于成人，通常有鸟类或者家禽接触史，潜伏期通常为 5 ~ 14 d。常见表现为高热、寒战、头痛、咳嗽、呼吸困难等。主要累及器官为肺，也可以累及肝、脾、脑膜和中枢神经系统。

沙眼衣原体肺炎主要见于 1 ~ 3 个月大的婴儿，是一种亚急性肺炎。大多数患儿不会发热，仅有中等程度的鼻炎，鼻腔黏液分泌物和鼻塞，随后出现咳嗽和呼吸急促。其呼吸音多数时间正常，偶尔可闻及爆破音。有可能伴有结膜炎及中耳炎。

（二）实验室检查

在肺炎衣原体感染患者中，白细胞计数通常不会升高，碱性磷酸酯酶水平可能会升高。目前建议使用血清学检查和 PCR 来诊断肺炎衣原体。病原学检查复杂耗时，且灵敏度较低，主要用于实验室研究。

鹦鹉热衣原体感染时，血清学检查是首选检查方法，单一的血清学滴度并不敏感也不特异，建议使用急性期和恢复期血清进行诊断。由于病原学检查困难且容易造成感染，故很少用于诊断。常用的方法为取发病 2 周内及恢复期（6 周后）的血清做补体结合试验，效价 4 倍以上增长即可确诊，若效价在 1∶16 以上，也有诊断意义。

沙眼衣原体感染时，血液检查中嗜酸性粒细胞增多。最可靠的诊断方法是进行沙眼衣原体的培养。取鼻咽部或咽后壁拭子、气管和支气管吸出物、肺泡灌洗液等标本培养。新生儿沙眼衣原体肺炎可同时取眼结膜刮屑物培养和（或）涂片。

（三）影像学表现

1. 肺炎衣原体肺炎

（1）单侧下叶常见，大规模实变非常罕见。

（2）可能出现胸腔积液。

2. 鹦鹉热衣原体肺炎（图 1–26）

（1）病灶多单侧单发，治疗不及时会迅速进展累及双肺。

（2）实变（边界欠清）、磨玻璃密度影，沿支气管血管束、胸膜下分布，小叶间隔增厚等。

（3）胸腔积液、淋巴结肿大、脾大。

（4）少有空洞、坏死。

3. 沙眼衣原体肺炎

双侧间质浸润并伴有充气征。

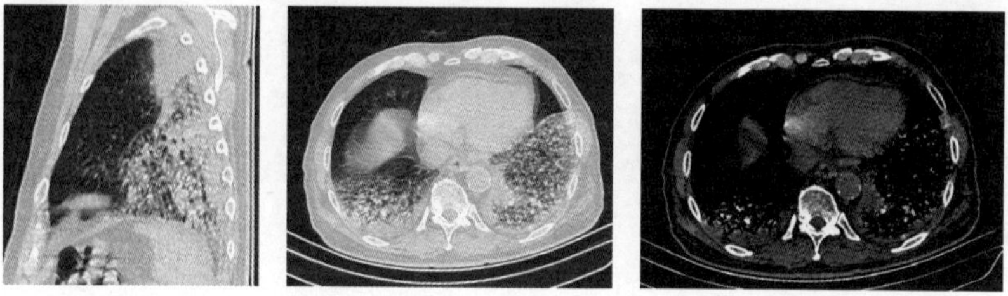

a　　　　b　　　　c

图 1–26　鹦鹉热衣原体肺炎

a. 肺窗示病灶位于胸膜下；b. 肺窗示两下肺大片状磨玻璃影及实变影，累及肺间质，未见明显空洞、坏死；c. 纵隔窗示两侧胸腔少量积液。

（四）鉴别诊断

（1）大叶性肺炎：中青年好发，寒战、高热起病急，白细胞计数增高，抗感染治疗有效。

（2）支原体肺炎：中青年好发，乏力、头痛、发热。影像学表现重而临床症状轻。

（3）病毒性肺炎：临床症状主要为发热、咳嗽、咽痛、关节和肌肉痛等，CT 表现为单侧或双侧多发斑片状或节段性磨玻璃密度影，小叶间隔增厚。

（五）临床治疗方案

（1）肺炎衣原体肺炎：可予以阿奇霉素治疗，四环素、克拉霉素、多西环素或氟喹诺酮类药物可作为替代药物。

（2）鹦鹉热衣原体感染：首选四环素类药物，例如多西环素（100 mg，每 12 h 给药 1 次），治疗持续 10 ~ 14 d。对于禁用四环素的患者（孕妇）和 8 岁以下儿童，大环内酯类药物（阿奇霉素和红霉素，250 ~ 500 mg，每天 1 次，连用 7 d）可能是更好的选择。

（3）沙眼衣原体肺炎：首选治疗药物为红霉素（50 mg/kg，分 4 次给药，14 d）。阿奇霉素可作为替代药物。

第六节 肺 结 核

一、原发性肺结核

（一）临床概况

原发性肺结核为机体初次感染结核菌所引起的肺结核病。最常见于儿童，少数可见于青年。包括了原发综合征和胸内淋巴结结核。肺部原发灶、局部淋巴管炎与淋巴结炎合称为原发综合征。当原发病灶吸收，纵隔或肺门淋巴结肿大成为重要表现，称之为胸内淋巴结结核。医学上称“原发综合征”,也就是常说的“原发性肺结核”。原发性肺结核主要以全身中毒症状为主，比如低热、乏力。该病发病缓慢，早期不出现明显症状，可出现淋巴结肿大、咳嗽、声音嘶哑等支气管受刺激症状。随着病情的发展，出现消化不良、贫血、消瘦等症状。

在结核菌初次侵入人体开始繁殖时，人体在结核菌的刺激下，会产生一种对结核菌的特异性免疫力，由于这种免疫力是受结核菌感染后产生的，故称为“获得性免疫力”。这种免疫力有 3 种作用：一是控制结核菌的繁殖，限制结核菌数目的增长；二是增加人体破坏结核菌的能力，使结核菌的数目减少；三是控制结核菌在体内的播散。在获得性免疫力的作用下，原发病灶和肿大的淋巴结里的以及播散到全身其他器官的结核菌就停止繁殖，并受到破坏。于是原发病灶迅速消失或留下钙化灶，肿大的淋巴结也逐渐紧缩而钙化。血行播散停止了，已播散的结核病灶中的结核菌大部分被消灭，但可能会有少量结核菌长期潜伏，一旦人体抵抗力降低时，这些残留菌复燃而引发肺和肺外结核。

（二）实验室检查

1. 血常规

血常规可无变化，或有白细胞轻度增高，个别患者甚至有类白血病反应。血沉和 C 反应蛋白增高，但无特异性。

2. 结核分枝杆菌检查

（1）痰涂片抗酸染色查抗酸杆菌 3 次以上。

（2）结核分枝杆菌培养阳性可确诊。

3. 其他实验室检查

（1）血清抗结核抗体检测在临床上使用较多，成为结核病的快速辅助诊断手段。

（2）检测结核分枝杆菌 DNA 具有敏感性高、特异性强、快速的特点，成为结核病病原学诊断的重要参考。

（三）影像学表现

1.X 线

原发病灶表现为云絮状或类圆形密度增高影，边缘模糊不清，多见于上叶的下部。肺门或纵隔肿大淋巴结表现为突出于正常组织轮廓的结节影。自原发病灶引向肿大淋巴结的淋巴管炎，表现为一条或数条较模糊的条索状密度增高影。典型的原发综合征显示原发病灶、淋巴管炎与肿大肺门淋巴结连接在一起，形成“哑铃状”。

2.CT 表现（图 1–27）

可清楚显示肺内原发灶、引流的淋巴管炎和肺门肿大的淋巴结。

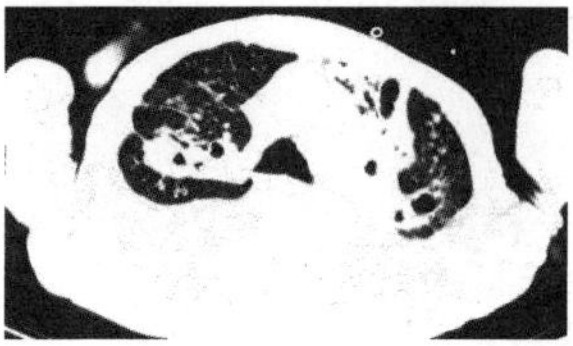

a

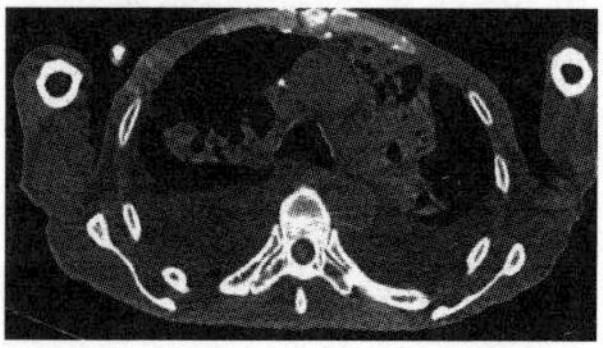

b

图 1–27　原发性肺结核

a. 肺窗示两上肺大片状高密度影，其内可见坏死空洞；b. 纵隔窗示右上肺病灶与右侧肺门肿大淋巴结相连。

（四）鉴别诊断

（1）小叶性肺炎：好发于中下肺野，一般 2 ~ 3 周可见明显吸收，肺结核原发灶吸收慢，需要数月以上。

（2）中心型肺癌：中心型肺癌好发于中老年人，临床可表现为刺激性干咳、咯血。X 线显示肿块位于一侧肺门，突向肺野，边缘清楚，可有分叶，常伴发阻塞性肺气肿或阻塞性肺不张。

（3）结节病：本病表现为双侧肺门及纵隔内肿大淋巴结，多发于中年女性，结核菌素试验阴性，增大淋巴结在 CT 增强上常为均匀强化，且一般不合并钙化。

（4）淋巴瘤：肿大淋巴结以前纵隔及支气管旁组最常见，肺门较少，胸骨后淋巴结肿大较常见。肿大淋巴结可融合成块，增强 CT 检查可见肿大的淋巴结轻度强化。

（五）临床治疗方案

原发性肺结核治疗主要以抗结核化学治疗（异烟肼、利福平、吡嗪酰胺、乙胺丁醇、链霉素等）为主，治疗时间漫长，分为强化阶段和巩固阶段。根据病情的不同，配合不同的药物。根据治疗情况，决定治疗时间长短。若抗结核化学治疗效果不明显，可以选择外科手术，摘除胸腔内淋巴结，达到治疗目的。

二、血行播散型肺结核

（一）临床概况

血行播散型肺结核是由于结核分枝杆菌进入血液循环所致。根据结核分枝杆菌侵入血液循环的途径、数量、次数和机体的反应，可分为急性粟粒型肺结核、亚急性或慢性血行播散型肺结核。急性粟粒型肺结核是由于大量结核分枝杆菌短时间内数次侵入血液循环所引起，多见于儿童及原发性肺结核。亚急性或慢性血行播散型肺结核是由于较少量的结核分枝杆菌在较长时间内多次侵入血液循环所致，播散来源多为泌尿生殖器官或骨关节结核的病菌侵入静脉引起。

临床表现与感染的结核菌数量、毒力及机体免疫反应状态有关，有的无任何临床症状，有的仅有咳嗽、咯血、胸痛，有的可出现低热、盗汗、乏力、食欲减退和明显消瘦等全身症状。

（二）实验室检查

痰检找到结核菌或痰培养阳性，纤维支气管镜检查发现结核性病变是诊断肺结核的可靠依据。结核菌素反应阳性有助于小儿肺结核的诊断。

（三）影像学表现

1. 急性粟粒型肺结核

（1）X 线表现：广泛均匀分布于两肺的粟粒样致密影，直径 1 ~ 2 mm，境界较清。病灶分布均匀、大小均匀和密度均匀，称之为“三均匀”。

（2）CT 表现：可清晰显示弥漫粟粒病灶，晚期粟粒影常有融合倾向（图 1–28、图 1–29）。

2. 亚急性或慢性血行播散型肺结核

（1）X 线表现：病灶大小不一，从粟粒样到直径 1 cm 左右；密度不一，渗出增殖性病灶密度较高，钙化灶密度更高；分布不一，陈旧硬结钙化灶多位于肺尖，新的渗出增殖灶大多位于下肺；称之为“三不均匀”。

（2）CT 表现：显示病灶较 X 线敏感，可显示细小钙化及结节融合情况。

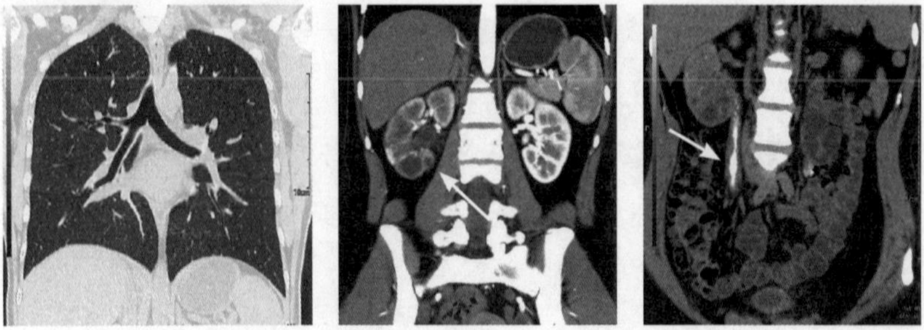

a　　b　　c

图 1–28　急性血行播散型肺结核并右肾及右侧输尿管结核

a.CT 冠状位示双肺弥漫分布粟粒结节，病灶分布、大小及密度均匀；b. 增强扫描动脉期示右肾多发片絮状相对低强化区（箭头示），右肾轻度积水；c. 增强扫描排泄期示右输尿管上段管壁增厚、毛糙（箭头示）。

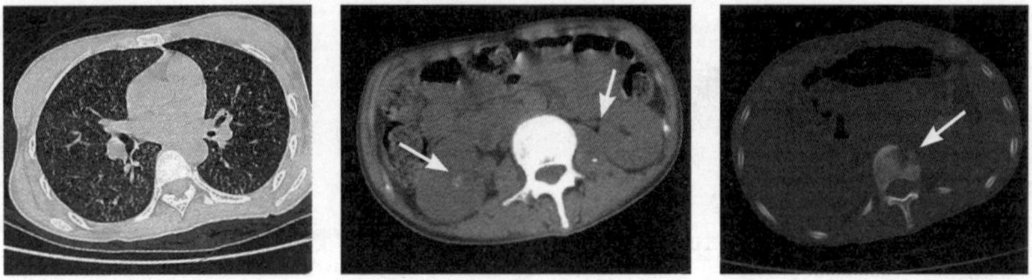

a　　b　　c

图 1–29　急性血行播散型肺结核并右肾结核、胸椎结核并邻近腰大肌脓肿形成

a.CT 轴位示双肺弥漫分布粟粒结节；b. 纵隔窗示右肾见小片状稍低密度影及钙化（箭头示），左侧腰大肌肿胀，见斑片状稍低密度影及钙化（箭头示）；c. 骨窗示胸 12 椎体虫蚀状骨质破坏（箭头示）。

（四）鉴别诊断

（1）细支气管肺泡癌：影像表现为一个大结节合并多个小结节，结节分布可均匀，也可不均匀，痰检癌细胞阳性率高。

（2）肺转移瘤：有原发肿瘤病史，双肺大小不等、分布不均匀的结节，短期内可迅速增多、增大。

（3）尘肺：有粉尘作业史，双肺弥漫分布粟粒结节，以双肺中下野及肺门较为密集，常合并纵隔及肺门肿大、钙化的淋巴结。

（4）弥散性泛细支气管炎：呈弥散性或片状分布的细树芽征，伴远端支气管的增粗及扩张。

（五）临床治疗方案

（1）抗结核治疗：包括异烟肼、利福平、吡嗪酰胺、乙胺丁醇、链霉素等；遵循“早期、规律、全程、联合、适量”的原则。

（2）对症处理：例如合并发热可使用布洛芬退热，对于伴有高热等严重毒性症状者，可使用类固醇糖皮质激素。

三、继发性肺结核

（一）临床概况

继发性肺结核是指发生于原发性肺结核后任何时期的肺结核病，是肺结核病中主要的常见的类型。发病大多见于成人，多为已静止的原发性病灶内源性感染，偶为外源性再度感染。因机体已产生特异性免疫力，结核菌不再在淋巴结内引起广泛干酪性病灶，肺门淋巴结一般不大，病变趋向局部。临床症状表现为咳嗽、咳痰，可伴有咯血、痰中带血，肺外表现为低热、乏力、盗汗、食欲减退、体重减轻等。

（二）实验室检查

直接涂片抗酸杆菌镜检是简单快捷较可靠的方法，但敏感性较低，痰涂片阳性仅说明痰中存在抗酸杆菌。结核菌素皮肤试验（tuberculin skin test，TST）、γ 干扰素释放试验（interferon–γ release assay, IGRA）是判断是否存在结核菌感染的主要检测方法，可用于诊断潜伏性感染及辅助诊断活动性结核病，但前者对营养不良、HIV 感染等免疫抑制人群，容易存在假阴性。IGRA 阴性结果可考虑排除结核病的诊断，特别是在结核病高发地区、免疫功能正常人群中。分枝杆菌培养是诊断的“金标准”，实时荧光定量 PCR 以及 Xpert MTB/RIF 法均在肺结核检测中展现出较高的敏感性和特异性。

（三）影像学表现

1.X 线表现（图 1–30）

（1）渗出浸润为主型：病灶大多呈斑片状、云絮状磨玻璃密度影，好发于上叶尖后段和下叶背段，以尖后段多见，病灶可单发或多发，局限于一侧或两侧肺尖和锁骨下区。病灶内可见空洞形成，表现为薄壁、张力性、干酪厚壁和纤维空洞等。有时可见空洞播散所致其他肺野散在的支气管播散灶，呈大小不等斑片状、小斑点状密度增高影。

（2）干酪为主型：包括结核球和干酪性肺炎。结核球呈稍高密度均匀球形病灶，多为单发，少数可多发，大小多为 2 ~ 3 cm，轮廓尚光滑，少数呈切迹很浅的分叶状。部分结核球内可见环形或斑点状钙化。结核球周围散在增殖性或纤维性病灶（卫星灶）。干酪性肺炎表现为肺段或肺叶实变，边界模糊，以上叶多见。同侧或对侧肺内可见沿支气管播散的小结节或斑片状密度增高影。

（3）纤维空洞为主型：以纤维厚壁空洞、广泛纤维性病变及支气管播散病灶为主。同侧肺门上提，肺纹理下垂呈垂柳状，可合并支气管扩张。广泛纤维化及邻近胸膜增厚粘连，可引起同侧胸廓塌陷，邻近肋间隙变窄，纵隔向患侧移位，肋膈角变钝。

2.CT 表现（图 1–31）

（1）浸润性肺结核：具有多病灶、多密度、多形态的特点，尤其多见于双肺上叶尖后段。结节状或不规则斑片影，边界模糊，病灶内小空洞影；病灶内或周围不规则钙化；纤维条索影；肺间质改变。

（2）干酪性肺炎：表现为大片状云絮状磨玻璃密度影，逐渐演变为中等密度大片状实变影，以肺上叶多见，边界模糊。下肺常见支气管播散病灶。

（3）结核球：肺结核干酪性病灶被纤维组织包绕形成球形病灶，其内可见钙化、小空洞；少数边缘见毛刺征或胸膜凹陷征，周围可见卫星病灶。

（4）慢性纤维空洞性肺结核：空洞周围多发条索影，钙化，可见支气管扩张；肺局部体积缩小，患侧肺门上提，纵隔向患侧移位。同侧或对侧肺内支气管播散病灶；未被侵及肺野代偿性肺气肿和肺大疱；患侧胸膜增厚粘连，肋间隙变窄，胸膜塌陷。

（5）病变可见初染结核菌遗留的病灶：肺内斑点状、结节状钙化灶，周围条索状纤维灶，以及纵隔内淋巴结钙化灶。

（四）鉴别诊断

（1）肺脓肿：多有高热、畏寒、咳大量脓痰等症状，多表现为肺实变、厚壁空洞及周围渗出性磨玻璃密度影，空洞内见多发小脓腔。

（2）肺炎：多见于青壮年，起病急，少有咯血，同样可出现肺段或肺叶磨玻璃密度影、实变影，实变肺体积不变，抗生素治疗有效，病变内“空气支气管征”。

（3）周围性肺癌：亦可出现空洞，但较继发性肺结核更常见分叶征、毛刺征、血管集束征、胸膜凹陷征及小空泡征，多无卫星灶，肺门及纵隔淋巴结肿大多见。

（五）临床治疗方案

（1）结核病基本治疗原则：早期、规律、全程、适量、联合，分为强化期和巩固期。

（2）常用药物：异烟肼、利福平、吡嗪酰胺、乙胺丁醇、链霉素，备选药物有左氧氟沙星、莫西沙星和阿米卡星，继发性肺结核应根据药敏试验结果选择合适的治疗方案。

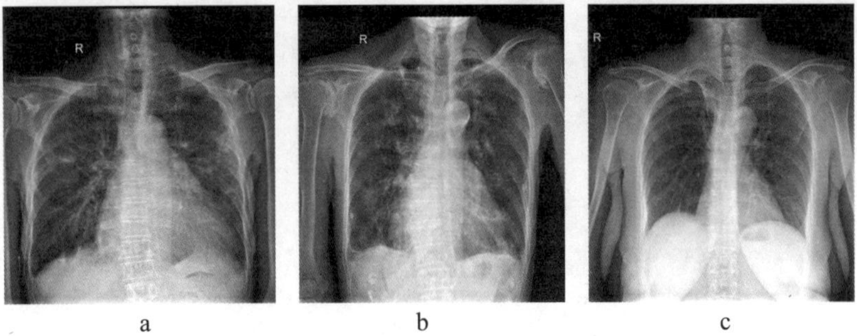

图 1–30　继发性肺结核 X 线表现

a. 双肺上叶及右肺下叶云絮状密度增高影，两侧肺尖较明显；b. 双肺散在沿支气管播散小结节影、斑片状磨玻璃密度影 / 实变影，以右肺上叶较明显；

右肺上叶见薄壁空洞伴周围纤维增殖灶；c. 双肺散在条索影，以右肺上叶为著，邻近胸膜增厚，肺叶体积减小，同侧肺门上提，肺纹理下垂，纵隔向右侧稍移位。

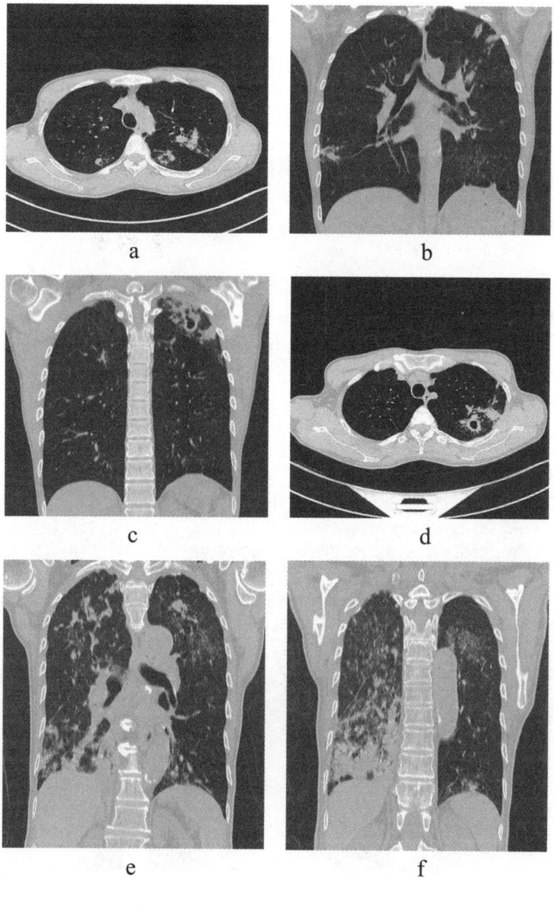

a b c d e f

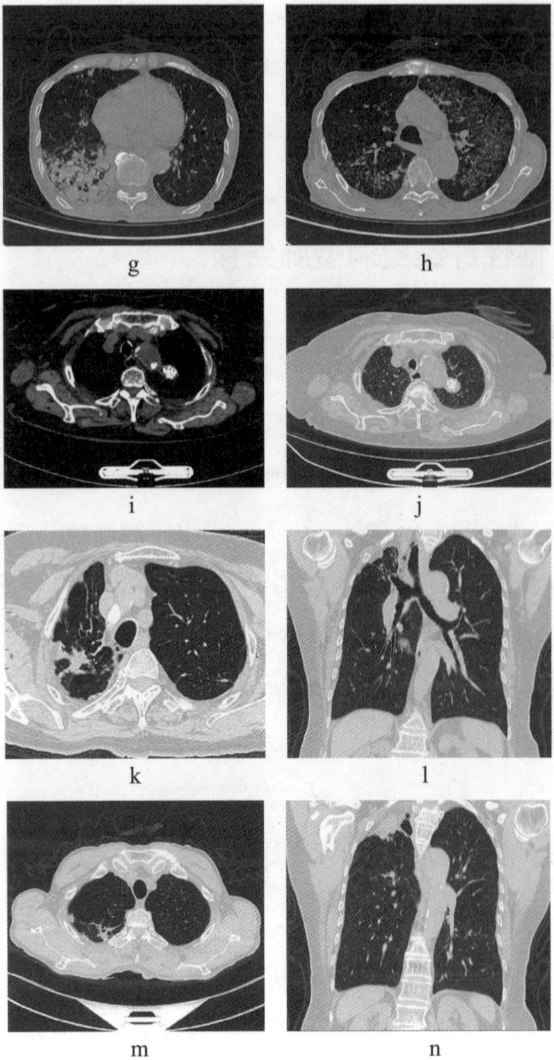

图 1–31 继发性肺结核 CT 表现

a–d. 肺窗示双肺上叶及右肺下叶背段斑片状、小片状实变影，部分融合，边界模糊，左肺上叶尖后段见厚壁空洞，边界光整；e–h. 肺窗示双肺上叶及右肺下叶背段沿支气管播散病变，双肺上叶见大小不一结片状实变影，部分虫蚀样空洞、小空洞形成；右肺下叶背段见沿支气管播散斑片状、大片状实变影；i–j. 左肺上叶尖后段结核球，内见斑片状钙化；k–n. 肺窗示右肺上叶尖后段不规则纤维空洞，周围条索影 / 钙化灶，局部肺体积缩小，邻近胸膜增厚，受牵拉；纵隔向患侧移位。

四、慢性纤维空洞型肺结核

（一）临床概况

慢性纤维空洞型肺结核属于继发性肺结核中的一种，是肺结核发展到晚期阶段，在病程中病变恶化与好转交替出现，肺组织局部或大部破坏较重，同时发生病灶周围广泛性纤维组织增生修复，即出现了纤维性空洞。大多见于成人，多由浸润性肺结核演变而来。病灶趋向局限于肺局部，多在肺尖、锁骨下区及下叶背段。

该型患者痰液中可查出结核分枝杆菌，是结核病的主要传染源。病变反复活动进展，患者排菌的同时也会造成自身支气管的播散。肺组织长期较严重的破坏与较广泛的纤维组织增生会引起支气管牵拉、扭曲、变形，导致支气管扩张、肺大疱以及肺不张，伴有局部肺体积缩小、代偿性肺气肿等。

（二）实验室检查

（1）病原学检测：肺结核诊断以病原学检测为主。常用的病原学检测方法包括痰涂片显微镜检查、分枝杆菌分离培养检测和分子生物学检测。

（2）免疫学检测：主要包括结核菌素皮肤试验、结核分枝杆菌特异抗原皮肤试验和 γ– 干扰素释放试验。

（3）病理学检查：包括光镜下观察组织学形态特征和抗酸染色

查找抗酸杆菌。

（4）支气管镜活检。

（三）影像学表现

1.X 线表现（图 1–32）

在上叶尖后段或下叶背段可见形状不规则的纤维厚壁空洞，周围有广泛的纤维条索影和双肺中上肺野散在的结核病灶，局部肺体积缩小，患侧肺门上提，肺纹理呈垂柳状；气管、纵隔向患侧移位。病灶邻近胸膜增厚，同侧胸廓塌陷，可伴有横膈圆顶幕状粘连。

2.CT 表现（图 1–33）

空洞病灶周围有较多的条索状致密影，常见钙化，肺纹理粗乱、扭曲，可见支气管扩张。病变同侧和对侧肺野可见新旧不一的结节状支气管播散病灶，典型者出现“树芽征”。未被侵及的肺野见代偿性肺气肿和肺大疱。患侧胸膜增厚粘连，局部肋间隙变窄，胸廓塌陷，纵隔及气管明显向患侧移位。

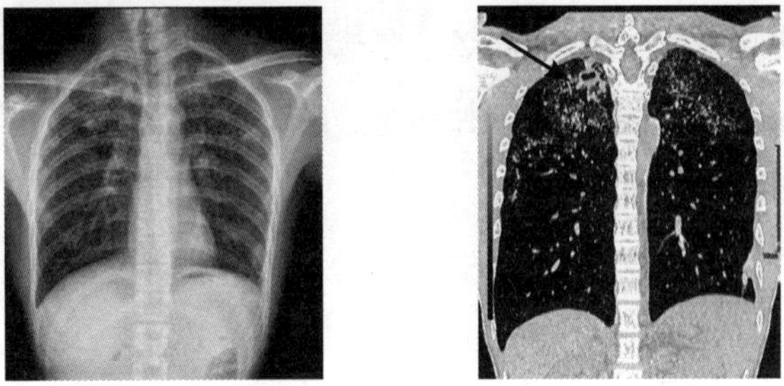

a　　　　　　　　b

图 1–32　慢性纤维空洞型肺结核 X 线表现

a. 胸片示双上肺野见斑片状、絮状、条索状阴影；b. 冠状位示右肺上叶空洞形成（箭头示），周围见条索影，双肺上叶见多发结节状支气管播散病灶。

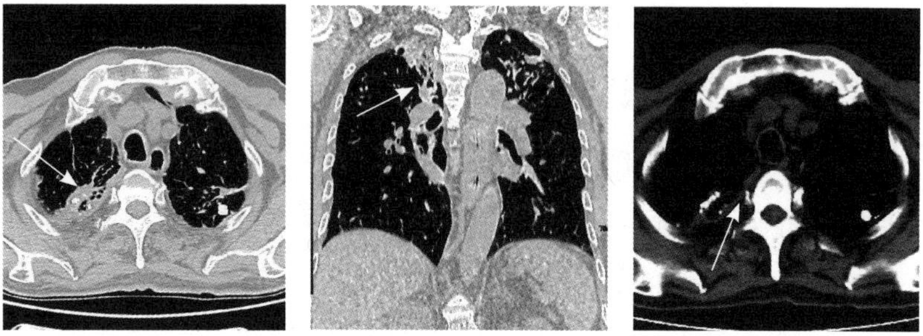

a b c

图 1-33　慢性纤维空洞型肺结核 CT 表现

a.CT 轴位示双上肺见条索、钙化影，右肺上叶局部空洞形成（箭头示）；b.CT 冠状位示右上肺体积缩小，患侧肺门上提，肺纹理呈垂柳状（箭头示）；c.CT 纵隔窗示右上胸膜增厚（箭头示）。

（四）鉴别诊断

（1）肺癌性空洞：不规则空洞，壁厚薄不均，内壁呈结节状凹凸不平，外缘可呈分叶状，常可见毛刺，空洞周围无卫星灶，增大速度较快。

（2）肺脓肿：急性期高热、寒战、咳脓痰，空洞周围有炎性浸润，内可见液平；慢性期脓肿壁厚、内壁清楚，增强扫描中央相对低密度、脓肿壁强化明显。

（3）肺囊肿：为肺组织先天性发育异常，多发生在肺上野，边缘光滑，无明显症状；并发感染时空腔内可见液平；未并发感染时可多年无症状，病灶多年无变化。

（五）临床治疗方案

（1）抗结核治疗：包括异烟肼、利福平、吡嗪酰胺、乙胺丁醇、链霉素等；遵循“早期、规律、全程、联合、适量”的原则。

（2）对症处理。

五、结核性胸膜炎

（一）临床概况

结核性胸膜炎是由结核菌及其代谢产物进入胸膜腔引起的胸膜炎症，属于肺结核的一种。其发病机制为邻近胸膜的肺内结核病灶的直接蔓延以及胸内淋巴结内的结核菌经淋巴管逆流到胸膜所致，也可以是弥散至胸膜的结核菌体蛋白引起的过敏反应。临床上分为干性胸膜炎和渗出性胸膜炎两种，干性胸膜炎又称纤维素性胸膜炎。患者通常有结核感染或接触史，急性或亚急性起病，出现胸腔积液所致的局部症状以及结核中毒的全身症状，局部症状包括胸痛、干咳、呼吸困难，全身症状主要包括午后及夜间低热、乏力、盗汗等。

（二）实验室检查

胸腔积液或胸膜活检标本培养呈结核分枝杆菌阳性，胸膜活检组织标本符合结核改变，结核菌素纯蛋白衍生物（PPD）皮肤试验可呈中度阳性或强阳性，γ– 干扰素释放试验可呈阳性，结核分枝杆菌抗体检测可出现阳性。

（三）影像学表现

1.X 线表现

（1）干性胸膜炎：早期胸膜少量纤维素渗出时，影像学检查可无异常发现。当胸膜腔有一定量纤维素渗出，引起胸膜增厚达到 2 ~ 3 mm 时，在病变切线位表现为局部胸膜增厚。

（2）渗出性胸膜炎：主要为胸腔积液表现，肋膈角可见圆钝。

形成包裹性积液时，胸片切线位呈半圆形或“D”字形，自胸壁向肺野突出，边缘清晰光滑，其上下缘与胸壁的夹角呈钝角。

2.CT 表现（图 1–34）

（1）干性胸膜炎：主要表现为胸膜增厚，部分可见胸膜钙化，可有少许弧形胸腔积液，伴或不伴肺内结核表现。

（2）渗出性胸膜炎：表现为胸腔内弧形低密度影，可随体位改变而移动。形成包裹性积液时可见胸腔内较多固定位置低密度影，多伴有胸膜增厚、钙化改变。

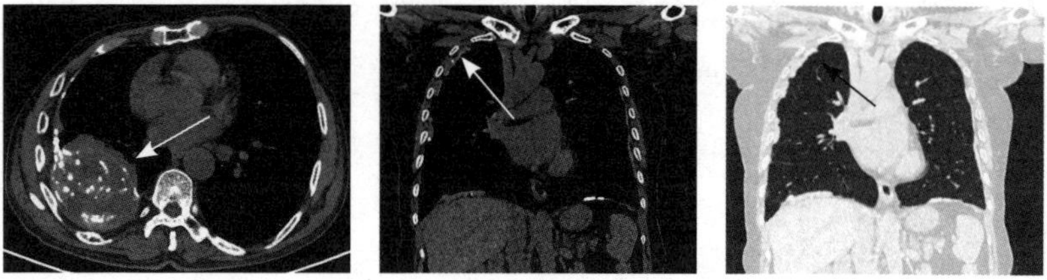

a　　b　　c

图 1–34　结核性胸膜炎

a. 渗出性胸膜炎，纵隔窗示右侧胸腔包裹性积液，胸膜增厚、内见钙化；b. 干性胸膜炎，冠位纵隔窗示胸膜增厚、钙化；c. 干性胸膜炎，冠位肺窗示胸膜增厚。

（四）鉴别诊断

（1）细菌性胸膜炎：多为细菌性肺炎引起，临床症状与结核性胸膜炎的全身结核中毒症状不同，常继发于肺内细菌性感染，通过 CT 以及实验室检查、胸腔积液检测可鉴别。

（2）胸膜恶性肿瘤：胸膜恶性肿瘤钙化较少，胸膜增厚更明显，通过胸膜组织穿刺活检可鉴别，而且胸膜恶性肿瘤肺内通常不伴有结核病灶。

（3）恶性肿瘤胸膜转移：CT 表现为胸膜不均匀增厚，钙化少见，并可见其他脏器原发恶性肿瘤病变，最常见的为肺癌胸膜转移，胸腔积液穿刺见癌脱落细胞、胸膜组织穿刺活检发现转移性癌均可帮助二者鉴别。

（五）临床治疗方案

（1）抗结核药物治疗是结核性渗出性胸膜炎的主要治疗方法，需要遵循早期、联合、适量、规律、全程的基本原则。对于重症患者，治疗期适当延长 3 个月，治疗期间一旦发现耐药，则按耐药方案进行治疗。

（2）积极采取胸腔穿刺抽液和 / 或置管引流，可减少胸膜肥厚等并发症，有效降低复发风险。同时，联合尿激酶或链激酶胸腔注入治疗，能够有效预防胸膜粘连。

（3）对于包裹性胸膜炎及结核性脓胸，可采取胸腔镜下胸膜剥脱术进行治疗。对于胸膜增厚严重的慢性包裹性胸膜炎应行外科手术治疗。

第七节　其他病原体所致肺炎

一、立克次体肺炎

（一）临床概况

立克次体是接近于细菌的一类原核生物，介于病毒和细菌之间，主要寄生于节肢动物，有时会通过蚤、虱、蜱、螨传入人体，引起斑疹伤寒、Q 热等疾病。立克次体感染的临床表现接近感冒症状，起病急，具有四大临床症状——高热、皮疹、焦痂、淋巴结肿大。肺部受累时可出现典型的立克次体肺炎，表现为剧烈咳嗽，多为干咳，伴胸闷气短，严重时出现呼吸困难、低氧血症、急性呼吸衰竭。

（二）实验室检查

血白细胞计数多数在正常范围内，血小板计数下降，嗜酸性粒细胞显著减少或消失，血清学试验，如外斐反应、补体结合试验、立克次体凝集试验具有较高诊断价值。分子生物学检查能够快速检测出标本中立克次体特异性 DNA，但适用于实验研究，临床难以开展。

（三）影像学表现

（1）X 线表现：肺纹理增多、模糊，呈网状影，并有小片状阴影；增多肺纹理间可见斑片状高密度影，可见实变；胸腔积液。

（2）CT 表现（图 1–35）：沿支气管血管周围间质分布的纤维状、网格状、蜂窝状磨玻璃影；小叶间隔增厚可累及双肺。

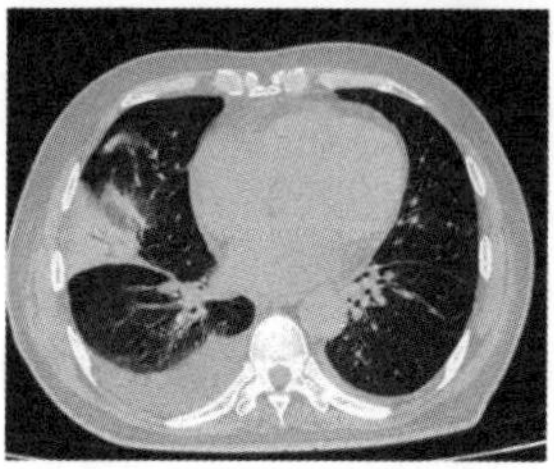

a

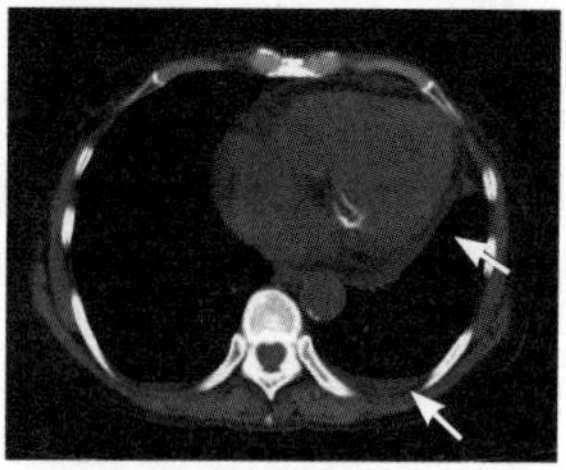

b

图 1–35　立克次体肺炎

a. 肺窗示右肺中叶大片状高密度影；b. 纵隔窗示双侧胸腔及心包腔积液。

（四）鉴别诊断

（1）伤寒：夏秋季节发病较多，起病较缓慢，头痛及全身痛不甚明显，皮疹出现较晚，常有较明显的腹泻或便秘，神经系统症状出现较晚、较轻。伤寒杆菌凝集反应及血、尿、粪、骨髓培养可获阳性结果。

（2）钩端螺旋体病：夏秋季节发病，有疫水接触史。无皮疹，多有腹股沟和／或腋窝淋巴结肿大，腓肠肌压痛明显。钩端螺旋体补体结合试验或钩端螺旋体病凝集溶剂试验阳性。乳胶凝集试验检查抗原有助于早期诊断。

（3）地方性斑疹伤寒：无虱叮咬史，可能有鼠蚤叮咬史，立克次体凝集试验、补体结合试验及豚鼠阴囊试验可鉴别。

（4）其他：还应与恙虫热、流脑、大叶性肺炎、成人麻疹及流行性出血热鉴别。

（五）临床治疗方案

氯霉素治疗本病效果明显，是首选药物，也可用多西环素、环丙沙星、氧氟沙星等治疗。

二、血吸虫肺炎

（一）临床概况

血吸虫病在我国的流行区域主要是长江流域及其以南的 12 个省、市、自治区。近年来，随着国家对寄生虫病的大力防治，发病率已较前明显减少，但仍有散在病例出现。血吸虫感染部位主要在肝脏，肺血吸虫病是最主要的异位血吸虫病。当血吸虫幼虫或成虫在肺内移行、发育、寄生，或其虫卵沉积在肺部，引起肺内炎症、脓肿、肉芽肿等改变，即为肺血吸虫病。急性肺血吸虫病平均潜伏期为 40 d 左右，可出现疫水接触处皮肤发痒、红色小丘疹。起病急，可有发热症状，多数体温在 39 ~ 40℃，热型以间歇热多见。呼吸道症状轻微，可有轻度咳嗽、痰少。体征不明显，可有少许干湿啰音。病程一般不超过 6 个月，如不治疗，则发展为慢性甚至晚期血吸虫病。

（二）实验室检查

实验室检查以嗜酸性粒细胞显著增多为特点，白细胞总数多在（10 ~ 30）$\times 10^9$/L 之间，嗜酸性粒细胞一般占 20% ~ 40%，有的可高达 90%。但极重度型急性血吸虫病患者中性粒细胞增多，在疾病的慢性期，嗜酸性粒细胞仅轻度增多或增多不明显。痰液中有时可找到血吸虫虫卵或幼虫。大便孵化及虫卵检查、直肠黏膜压片试验常呈阳性。

（三）影像学表现

1.X 线表现

急性血吸虫病的肺部损害是在感染后 1 ~ 2 个月引起的，其改变是由于尾蚴和成虫进入肺组织引起的机械性损害及其代谢产物的过敏反应。

X 线表现大致可以分为三型。①肺纹理增多、增粗型：X 线表现为肺纹理增多、增粗，常显示许多增粗分支向中带延伸。②支气管肺炎或大叶性肺炎型：肺纹理增多、增粗且有片状阴影，密度增高、边缘欠清晰，以中下肺野为主。③粟粒样型：双肺纹理紊乱，肺野透亮度减低，呈磨玻璃样改变，双肺野可见粟粒状结节，直径

2 ~ 5 mm，分布不均匀，少数病变可相互融合。

2.CT 表现

急性肺血吸虫病患者可见一过性的微结节影，肺泡实变比较少见。慢性期可呈现典型的结节样改变，其病理变化为虫卵周围肉芽肿形成，结节大小与虫卵数量及病程相关，多分布于中下叶、胸膜下或者支气管分叉处，结节中心部分密度较高，边缘不清晰，周围可以表现磨玻璃样的渗出影，呈现“晕征”。部分患者因成虫死亡所致炎症，局部纤维结缔组织增生，形成炎性假瘤样变。晚期患者由于长期的动脉内膜炎性肉芽肿病变，引起肺动脉和毛细血管进展性的损害，易并发肺纤维化、肺动脉高压。

（四）鉴别诊断

多数患者仅凭症状及影像学即被诊断为肺部感染、肺结核、肺部肿瘤或转移瘤，对疑似肺部感染或肺结核治疗效果不佳者，需详细追问疫水接触史。

（五）临床治疗方案

（1）驱虫治疗：吡喹酮为肺血吸虫病的首选药物，急、慢性期患者均可从驱虫治疗中获益。

（2）部分超敏反应显著的急性期患者可加用糖皮质激素，但对慢性期患者无效。

第二章　非感染性肺炎

第一节　间质性肺炎

（一）临床概况

间质性肺炎（interstitial pneumonia）是多种原因引起的肺间质炎性和纤维化疾病，病变主要侵犯肺间质和肺泡腔，包括肺泡上皮细胞、毛细血管内皮细胞、基底膜以及血管、淋巴管周围的组织，最终引起肺间质的纤维化，导致肺泡－毛细血管功能的丧失。间质性肺炎是肺间质疾病的常见类型，炎症主要累及肺间质，分为特发性和继发性，继发性又分为感染性及非感染性。主要表现为发热、咳嗽、气急、发绀、鼻翼翕动等。临床症状明显而体征较少。

（二）病因与病理

小儿常见，常继发于麻疹、百日咳或流行性感冒等急性传染病。病毒感染多见。细菌及病毒感染均可引起间质性肺炎。

显微镜下特点：炎症主要累及支气管和血管周围、肺泡间隔、肺泡壁、小叶间隔。表现为水肿及淋巴细胞浸润。

（三）影像学表现

支气管血管束增粗、小叶间隔及叶间胸膜增厚，有时可见双肺多发片状影或磨玻璃影（图 2-1）。

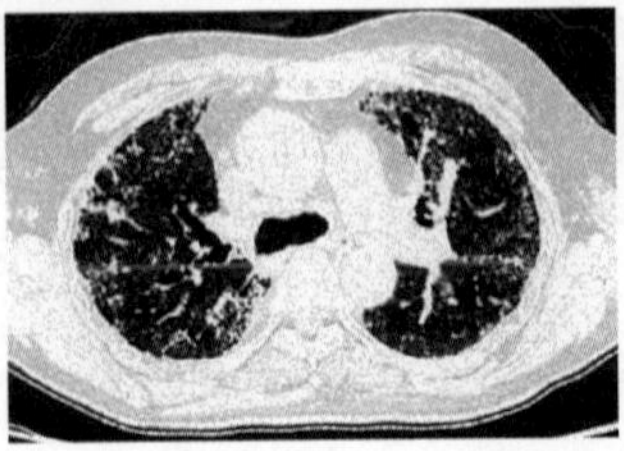

a

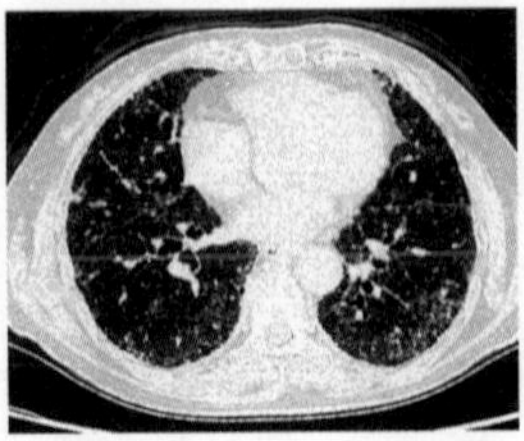

b

图 2-1　间质性肺炎

a-b. 肺窗示双侧支气管扩张，双肺外带呈网格样改变。

（四）鉴别诊断

（1）病毒性肺炎：症状较轻，起病较急，影像学多表现为间质性肺炎，CT 表现为以气道中心分布，可表现为树芽征及支气管管壁增厚，以及沿支气管分布的实变影。

（2）细菌性肺炎：起病急，可伴咳嗽、发热、寒战、咳铁锈色痰，影像学表现为跨肺段分布的实变影，可伴胸腔积液。

（五）临床治疗方案

（1）对症治疗：卧床休息，保持室内空气通畅；保持呼吸道通畅，及时清除上呼吸道分泌物。

（2）病原学治疗：针对导致间质性肺炎的原因进行抗生素治疗或抗病毒治疗。

（六）预防

（1）生活规律：保持充足的睡眠，合理的饮食，经常锻炼，少熬夜，预防支原体感染。

（2）勤洗手：在饭前、便后，接触不干净的物品后勤洗手。

（3）少聚集、多通风：秋冬季节，尽量避免到人群密集或不通风的公共场所，保持室内通风。

（4）出门勤戴口罩：必要出入公共场所，戴好口罩。

第二节　嗜酸性粒细胞性肺炎

（一）临床概况

急性嗜酸性粒细胞性肺炎（acute eosinophilic pneumonia, AEP）是一种罕见的呼吸系统疾病，发病率仅为 1 /100 000，以急性发热伴肺部浸润，肺泡灌洗液中嗜酸性粒细胞(EOS)增多为特征。20 ~ 40 岁的年轻男性更常见，男性发病率约为女性 2 倍，AEP 的发病与大多数呼吸系统疾病不同，其在夏季达到高峰。临床表现以发热、呼吸困难、症状进行性加重为主要特征，病因尚不清楚，多为特发性，但目前认为可能与烟草烟雾、吸入物质、感染（尤其易见于寄生虫或真菌感染）或药物导致的急性 Ⅰ 型超敏反应相关。

慢性嗜酸性粒细胞肺炎（chronic eosinophilic pneumonia, CEP）是一种病因不明的少见病，可能由Ⅲ、Ⅳ型变态反应协同作用或Ⅱ型变态反应所致，其病程较长，一般在 2 ~ 6 周，以血中的嗜酸粒细胞增多伴肺 EOS 浸润为特征。女性好发，特别是有支气管哮喘和过敏性鼻炎病史者，临床表现可有间断性咳嗽、咳痰、活动后胸闷、气促、呼吸困难、发热（以低热为主)、体重下降等。

（二）实验室检查

支气管镜检查是 AEP 诊断的关键，通常支气管肺泡灌洗液嗜酸性粒细胞＞25%，且细菌培养是无菌的。肺活检提示在肺间质和肺泡腔有明显嗜酸性粒细胞浸润。

AEP 患者早期外周血可出现中性粒细胞增多，嗜酸性粒细胞数量最初正常，但随着时间的推移会逐渐增加。其他相关实验室指标包括血沉和 C 反应蛋白水平升高，血清 IgE 水平可有中度升高。如果对患者进行胸腔穿刺检查，胸腔积液送检结果多提示非特异性胸膜嗜酸性粒细胞增多。

CEP 最重要的诊断依据是外周血、肺泡灌洗液或痰液中 EOS 计数 / 分数异常升高，其中肺泡灌洗液 EOS ＞ 25% 更有助于诊断。

（三）影像表现

1.X 线表现

特征性表现为“肺水肿反转影”，呈非节段性、分布广泛、互相融合的肺泡及间质性实变，病变以中上肺、周围性分布为主。在疾病早期阶段，胸部 X 线可表现为双侧网状斑片影和 Kerley B 线。

2.CT 表现

双肺弥散性病变，表现为双肺弥散磨玻璃影及网状密度影，伴有小叶间隔增厚和胸腔积液。可伴有肺实变，实变灶与正常肺组织的分界清晰。

（四）鉴别诊断

（1）机化性肺炎：胸部 CT 多见结节、线状影或网状影以及支气管扩张，肺泡腔内可见广泛的肉芽肿性改变，外周血中性粒细胞偏高，肺泡灌洗液以淋巴细胞增多为主，嗜酸性粒细胞无明显增多。

（2）肺曲霉病：是对寄生于支气管内的曲霉抗原产生的变态反应，主要呼吸道症状为咳嗽、咳痰、喘息，多见于哮喘患者，典型表现可见曲菌球及空气新月征。

（3）特发性肺间质纤维化：早期表现为两下肺磨玻璃状、网状影，晚期纤维化后出现蜂窝状改变。外周血嗜酸性粒细胞增多，但不如嗜酸粒细胞性肺炎升高的明显。

（五）临床治疗方案

（1）最主要的是糖皮质激素治疗，起效迅速、疗效确切，通常数周内患者肺部浸润可完全消除。

（2）病情危重患者，可能需要氧气支持，甚至进行机械通气。

第三节　放射性肺炎

（一）临床概况

放射性肺炎（radiation pneumonitis，RP）是指由于正常肺组织受到射线照射后所产生的一系列复杂的病理生理变化，从而导致肺功能受损，是放射性肺损伤的一部分。常见于肺癌、乳腺癌、食管癌或胸部其他恶性肿瘤放射治疗后。轻者无症状，炎症自行吸收；

重者广泛肺纤维化，肺功能受损甚至呼吸衰竭。临床表现与感染性肺炎没有明显差别，但症状较轻，白细胞升高不明显，或仅有中性粒细胞升高。老年及儿童对放射性治疗耐受性较差。

（二）实验室检查

放射性治疗后出现 RP 时，白细胞总数一般不高或稍高，中性粒细胞比例稍增高，约在 80%，抗生素治疗后上述指标基本不变。

（三）影像学表现

1.X 线表现

典型表现为与放射野相一致的条片状实变阴影，不受肺叶限制，密度大于普通感染病灶，边缘整齐，呈“刀切征”，病灶内支气管以扩张为主，邻近胸膜有牵拉改变。

2.CT 表现

肺损伤改变落后于症状 7 ~ 10 d（图 2–2）。①渗出期：表现为照射区域斑片状密度增高影及磨玻璃影。②混合期：表现为照射区域斑片状密度增高影及纤维条索影共存。③纤维化期：表现为照射区域多发的纤维条索影。

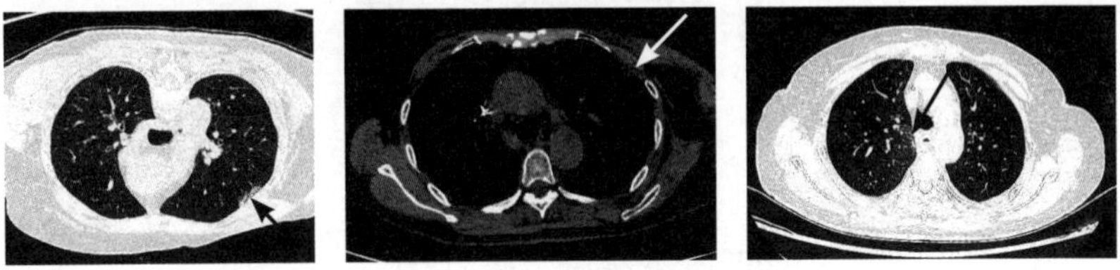

a　　b　　c

图 2–2　放射性肺炎

a. 左乳术后放疗后，肺窗示左肺上叶胸膜下条索影、斑片影；b. 纵隔窗示左肺上叶胸膜下条片影；c. 食管癌放疗后，右肺上叶纵隔胸膜下斑片影。

（四）鉴别诊断

（1）肺部感染：包括多种细菌、病毒引起的肺炎，以及间质性肺炎，影像学表现与渗出期放射性肺炎类似，但通常与肺叶、肺段关系密切，通过实验室检查、临床病史亦可以帮助鉴别，给予抗生素治疗后能有效控制病情。

（2）肺结核：多数伴有全身结核中毒症状，影像学表现与纤维化期放射性肺炎一样均表现为肺内纤维条索影，但结核病灶多伴有钙化，可通过实验室检查明确结核分枝杆菌进行鉴别。

（3）肺恶性肿瘤：表现为肺内肿块影，肿块呈分叶状，部分可见不规则厚壁空洞，周围可见短毛刺，支气管可见截断，增强 CT 扫描可见病灶明显强化。

（五）临床治疗方案

目前治疗原则为足量、足疗程的糖皮质激素治疗，给予抗生素预防感染，以及祛痰止咳、适当吸氧等对症处理。

第四节　尘　　肺

（一）临床概况

尘肺（pneumoconiosis）是由于患者在职业活动中长期吸入不同致病性的生产性粉尘并在肺内潴留而引起的以肺组织弥散性纤维化为主的疾病，是一组职业性肺部疾病。本病的主要病理改变是两肺弥漫性间质纤维化、尘肺结节融合团块、胸膜病变等。尘肺病因明确，诊断主要依据明确的粉尘接触史。尘肺的病程和临床表现取决于患者所处的生产环境。早期尘肺多无明显症状和体征，或有轻微症状，肺功能也多无明显变化。随着病情的进展，尘肺的症状逐渐出现并进行性加重，主要是以呼吸系统为主的咳嗽、咳痰、胸痛、呼吸困难，以及喘息、咯血和全身症状。

（二）实验室检查

肺通气功能是评价早期尘肺患者肺功能损伤程度和代偿功能分级的基本依据，包括阻塞性通气功能障碍、限制性通气功能障碍以及混合性通气功能障碍，尘肺患者可出现肺通气功能不同程度降低。尘肺患者发生肺间质纤维化也会导致弥散功能下降。此外，血气功能分析能帮助评价尘肺患者机体缺氧状况。

（三）影像学表现

1.X 线表现

可见双肺圆形或不规则小阴影，随着病变的进展，小阴影可逐渐由少到多，密集度逐渐增高，继而可出现小阴影聚集或形成大阴影，小阴影聚集或大阴影一般发生在肺野的上部，典型者双侧可呈对称性改变。

2.CT 表现（图 2–3）

肺野内可见圆形或不规则的阴影，多分布于上肺后段和下叶背段及后基底段，常对称出现，密度较高，可见多发砂粒样钙化；部分病灶边界清楚，周围有明显的肺气肿；肺部阴影不受叶间裂的限制，常呈“八字形”，长径多与肋骨垂直，外缘部分光滑，内缘靠近肺门及上纵隔，呈镰刀形或不规则团块状；胸膜病变表现为局限

性 / 弥散性胸膜增厚和胸腔积液，可伴钙化。

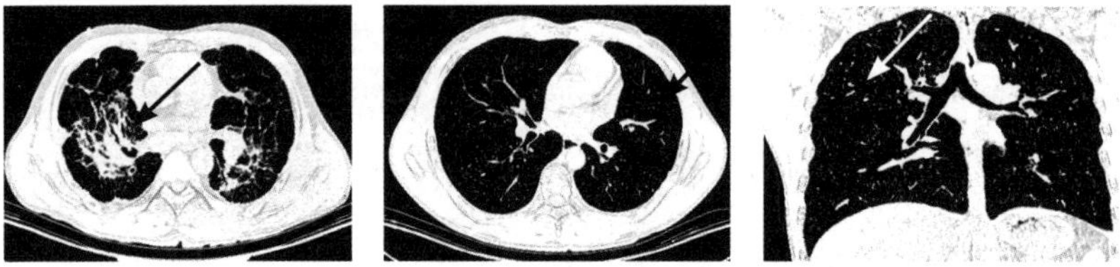

a　　　　b　　　　c

图 2-3　尘肺

a. 肺窗示双肺多发较对称分布条片状阴影；b. 肺窗示双肺多发粟粒样结节；c. 冠状位肺窗示双肺多发粟粒样结节。

（四）鉴别诊断

（1）肺结核：肺结核病灶多分布于上叶尖后段、下叶背段，而尘肺多分布于上肺后段和下叶背段及后基底段，实验室检查能够为二者鉴别诊断提供帮助，但当尘肺合并肺结核时，鉴别诊断较为困难。

（2）特发性肺纤维化：特发性纤维化多见于中年人，病因尚不明确，影像表现为小斑片影、条索影或网状影，病变多分布于下肺，病程进展快；尘肺病因明确，与粉尘接触史密切相关，肺内存在团块型实变，病程进展慢且持续时间长。

（3）结节病：结节病多见于青中年，表现为双肺多发散在分布结节，晚期呈肺弥漫性纤维化改变，可见广泛网状、点片状或结节状阴影，可侵犯骨骼，多伴有纵隔、双肺门对称肿大淋巴结；尘肺患者淋巴结肿大不明显，常无骨骼侵犯。

（五）临床治疗方案

目前，国内外均没有针对尘肺肺纤维化有效的治疗药物和措施，且理论上肺组织已经形成的纤维化是不可逆转和恢复的，尘肺并发症 / 合并症是尘肺病情恶化和死亡的主要原因。因此，及时治疗并发症 / 合并症对疾病转归及预后有显著改善。其治疗原则应该是：加强全面的健康管理，积极开展临床综合治疗，包括对症治疗、并发症 / 合并症治疗和康复治疗，达到减轻患者痛苦，延缓病情进展，提高生活质量和社会参与程度，增加生存收益，延长患者寿命的目的。

第五节　肺泡蛋白沉积症

（一）临床概况

肺泡蛋白沉积症（pulmonary alveolar proteinosis，PAP）是一种以大量不定型的非可溶性富磷脂蛋白物质沉积于肺泡和细支气管腔为特征的弥散性肺部疾病，包括原发性、继发性和先天性三种。原发性在临床上最多见，主要与患者体内高水平抗粒细胞 – 巨噬细胞集落刺激因子（anti–GM–CSF）抗体的免疫反应有关；继发性主要继发于恶性肿瘤患者，与各种潜在的致病因素或基础疾病密切相关；先天性非常少见，主要见于新生儿。临床表现主要为进行性劳力性呼吸困难，咳嗽、咳痰，乏力，常无肺部体征，而影像学征象严重。

（二）实验室检查

血清 GM–SCF 自身抗体检测对诊断原发性自身免疫性 PAP 敏

感性和特异性很高，> 5 μg/ml 即可诊断为自身免疫性 PAP。对于抗 GM-CSF 抗体水平正常，但疑似 PAP 且未发现继发性 PAP 原因的患者，可进一步检测血清 GM-CSF 水平。金标准为肺活检病理检查，经支气管镜肺活检或支气管肺泡灌洗是临床最常用的 PAP 诊断方法。

（三）影像学表现

（1）X 线表现：位于双侧中下肺野中央的对称性“蝶翼”样分布斑片影，肺尖、肋膈角不受累。

（2）CT 表现（图 2-4）：弥散性磨玻璃影，肺小叶内间质和小叶间隔增厚，与周围正常肺组织界限清晰，呈“铺路石”征，“地图样”分布。

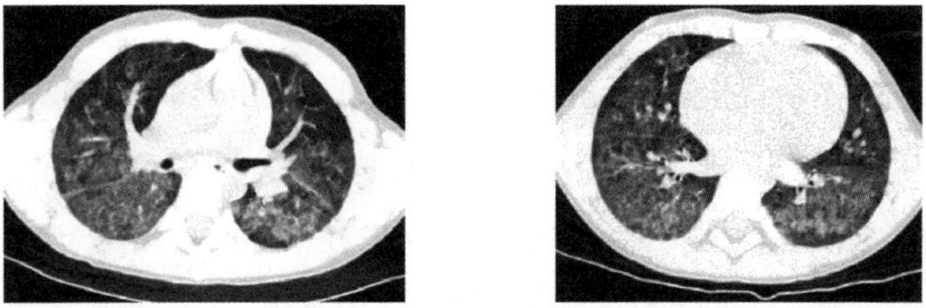

a b

图 2-4　肺泡蛋白沉积症

a-b.CT 平扫示两肺弥漫分布磨玻璃影，肺小叶内间质和小叶间隔增厚。

（四）鉴别诊断

（1）病毒性肺炎：同样可出现斑片状磨玻璃密度影、小叶间隔增厚，白细胞计数正常或稍有增高，病毒培养分离阳性。

（2）肺水肿：心源性肺水肿呈肺门旁对称性分布磨玻璃密度影，蝶翼征，临床常有心肺症状和体征。

（3）黏液型肺癌：同样可出现大小不等、分布不均的磨玻璃密度影，偶见“铺路石”征，但边缘模糊，常合并纵隔淋巴结肿大。

（五）临床治疗方案

（1）对于轻症且无明显临床症状的 PAP 患者，可予以对症支持治疗。

（2）全肺灌洗在中度和中重度 PAP 患者中应用最普遍，且最有效。

（3）对于不能进行全肺灌洗，或重症 PAP 患者进行全肺灌洗后无明显改善的患者，可将补充外源性 GM-CSF 作为首选方案。

（4）难治性 PAP 患者可选择利妥昔单抗、治疗性血浆置换（TPE）、肺移植。

参考文献

[1] 刘新华 . 肺炎球菌肺炎误诊 8 例分析 [J]. 中国误诊学杂志，2011，4（10）：2422–2423.

[2] 许学受 . 临床肺科手册 [M] .5 版 . 上海：上海科学技术出版社，2008.

[3] 梁晶，于玲，王颖 . 早期联合使用他汀类和大环内酯类药物对于肺炎球菌肺炎的疗效观察 [J] . 临床肺科杂志，2015，7（7）：1252–1255.

[4] 陈忠，连旭辉，姚慧文，等 . 静脉注射海洛因致金黄色葡萄球菌肺炎的临床和影像学表现 [J] . 中华全科医师杂志，2005，4(4)：219–221.

[5] 缪明，苗立云，裴素莉，等 . 静脉吸毒所致重症金黄色葡萄球菌肺炎临床特征：3 例并文献复习 [J]. 临床荟萃，2011，26（5）：372–375.

[6] 杨二青，米瑞华，陈琳，等 . 恶性血液病并发军团菌肺炎 12 例临床分析 [J]. 现代肿瘤医学，2023，31（19）：3648–3652.

[7] MITTAL S，SINGH A P，GOLD M，et al. Thoracic Imaging Features of Legionnaire’s Disease [J]. Infect Dis Clin North Am，2017，31（1）：43–54.

[8] SHROFF G S，MAROM E M，WU C C，et al. Pulmonary Legionellosis in Oncologic Patients：Findings on Chest CT [J]. J Comput Assist Tomogr，2016，40（6）：917–922.

[9] 李尧，孟思宇，丁洋 . 肺炎克雷伯菌肝脓肿的临床特点和预后影响因素分析 [J]. 中国实用内科杂志，2023，43（8）：661–666.

[10] 黄韵,李从荣 . 高毒力肺炎克雷伯菌研究进展 [J]. 检验医学,2021,36（11）：1181–1185.

[11] 徐琴 . 高毒力肺炎克雷伯菌的临床研究进展 [J]. 抗感染药学，2022，19（1）：1–4.

[12] 孟风杰，康谊，曾艳丽．肺炎克雷伯菌研究进展 [J]. 河南医学研究，2020，29（2）：383–386.
[13] 王明贵．广泛耐药革兰阴性菌感染的实验诊断、抗菌治疗及医院感染控制：中国专家共识 [J]. 中国感染与化疗杂志，2017，17（1）：82–92.
[14] 中华医学会呼吸病学分会感染学组．中国铜绿假单胞菌下呼吸道感染诊治专家共识（2022 年版）[J]．中华结核和呼吸杂志，2022，45（8）：739–752.
[15] 黎耀文，林洁琼，熊海芮，等.2020–2021 年深圳市儿童医院儿童重症肺炎流行病学与临床特征分析 [J]. 新发传染病电子杂志，2023，8（3）：53–58.
[16] 叶永强，何兰兰，刘桂玲，等．重症颅脑损伤患者合并多重耐药菌肺部感染病原菌分布、影像学特征以及风险预测模型的建立与验证 [J]. 中国医学科学院学报，2022，44（4）：636–642.
[17] 于翠香，王西艳．《中国成人医院获得性肺炎与呼吸机相关性肺炎诊断和治疗指南（2018 年版）》解读 [J]. 中国医刊，2021，56（9）：951–953.
[18] 吴晓玲，王桦，汪琦，等．老年吸入性肺炎与非吸入性肺炎患者的临床特点及预后比较 [J]. 中华临床医师杂志（电子版），2016，10（14）：2106–2110.
[19] 余卫平．多层螺旋 CT 后处理技术对老年吸入性肺炎的影像诊断分析 [J]. 中外医疗，2018，37（30）：156–158.
[20] Souty C，Masse S，Valette M，et al. Baseline characteristics and clinical symptoms related to respiratory viruses identified among patients presenting with influenza-like illness in primary care［J］. Clin Microbiol Infect，2019，25（9）：1147–1153.
[21] 李丽娟，刘颖梅，王一民，等．糖皮质激素长期应用宿主合并 社区获得性肺炎的临床特征及预后分析［J］. 中华医学杂志，2018，98（10）：738–743.
[22］国家呼吸系统疾病临床医学研究中心，中华医学会儿科学分会呼吸学组，中国医师协会呼吸医师分会儿科呼吸工作委员会，等．儿童呼吸道合胞病毒感染诊断、治疗和预防专家共识［J］. 中华实用儿科临床杂志，2020，35（4）：241–250.
[23] 龚晓明，李航，宋璐，等．新型冠状病毒肺炎（COVID–19）CT 表现初步

探讨 [J]. 放射学实践，2020，35（3）：261–265.
[24] 陈杰，郭永强，邓满红，等 . 新型冠状病毒肺炎的早期 CT 表现及其临床价值 [J]. 中国 CT 和 MRI 杂志，2022，20（1）：58–59.
[25] 于跃，秦浩民，李文贵，等 .56 例新型冠状病毒肺炎 CT 影像特征分析 [J]. 山东医药，2020，60（32）：64–67.
[26]Xu X，Chen P，Wang J，et al.Evolution of the novel coronavirus from the ongoing Wuhan outbreak and modeling of its spike protein for risk of human transmission[J].Science China Life Sciences，2020，63（3）：457–460.
[27] 李宏军，李莉，吕付东 . 麻疹合并肺炎尸检病理与影像对照一例 [J]. 放射学实践，2011，26（9）：1018–1019.
[28] 李若旭，刘春堂，刘占辉 . 胸部影像对成人麻疹合并肺感染的诊断价值 [J]. 河北医药，2020，42（17）：2622–2625.
[29] 李晓华，张凯宇，娄丽新，等 . 以肺炎为主要表现的 21 例成人非典型麻疹临床分析 [J]. 中华临床感染病杂志，2015，8（2）：152–154.
[30] 刘冬晓，张立华，杲海霞，等 . 儿童麻疹并发肺炎的危险因素分析 [J]. 中华传染病杂志，2020，38（12）：792–797.
[31] 贾翠宇，赵大伟，张彤，等 . 成人麻疹病毒肺炎的影像学表现 [J]. 中华放射学杂志，2011，45（6）：524–526.
[32] 王文元 . 对病毒性肺炎的临床研究 [J]. 世界最新医学信息文摘，2013，13（4）：86–88.
[33]Branche AR，Falsey AR.Parainfluenza Virus Infection[J].Semin Respir Crit Care Med，2016，37（4）：538–544.
[34]Qiu Q，Wu HY，Shi HL，et al.Analysis of parainfluenza virus infection in acute respiratory tract infection adult cases in Shanghai，2015–2021[J].Zhonghua Liu Xing Bing Xue Za Zhi，2023 ，44（10）：1628–1633.
[35] 李莉，米容，徐放生，等 . 新生儿和小婴儿Ⅲ型副流感肺炎 55 例 [J]. 实用临床儿科杂志，2008，2（4）：287–289.
[36]LJUNGMAN P，DE LA CAMARA R，ROBIN C，et al. Guidelines for the management of cytomegalovirus infection in patients with haematological

malignancies and after stem cell transplantation from the 2017 European Conference on Infections in Leukaemia（ECIL 7）[J]. LANCET INFECTIOUS DISEASES，2019，19（8）：260–272.

[37] 李秋钰，路明，姚婉贞．造血干细胞移植患者巨细胞病毒肺炎的诊治进展[J]. 中华结核和呼吸杂志，2019，42（2）：134–137.

[38] 吴迪，谢红浪．肺孢子虫肺炎与巨细胞病毒肺炎影像学特点 [J]. 肾脏病与透析肾移植杂志，2010，19（1）：66–70.

[39] 石炳毅，肖漓，孙丽莹．器官移植受者巨细胞病毒感染临床诊疗规范（2019版）[J]. 器官移植，2019，10（2）：142–148.

[40] 郑焱华，任芮林，李晓帆．造血干细胞移植术后巨细胞病毒肺炎的现状与进展 [J]. 中国感染控制杂志，2024，23（1）：126–132.

[41] 马延贺，张洪．病毒性肺炎的病理机制与影像表现 [J]. 国际医学放射杂志，2023，46（5）：591–597.

[42] 王苏丹，张岩岩，王伟，等．回顾分析成人原发性水痘肺炎的 CT 特征（附31 例）[J]. 新发传染病电子杂志，2022，7（4）：61–64.

[43] 朱利平，管向东，黄晓军，等．中国成人念珠菌病诊断与治疗专家共识 [J]. 中国医学前沿杂志（电子版），2020，12（1）：35–50.

[44] 张紫欣，吕志彬，关春爽，等．艾滋病合并肺念珠菌感染的胸部 CT 影像表现 [J]. 新发传染病电子杂志，2021，6（4）：327–330.

[45] 周梦兰，张黎，李太生，等．HIV 感染者侵袭性真菌病的诊治进展 [J]. 中华内科杂志，2023，62（9）：1148–1154.

[46] 瞿静，刘晋新．《获得性免疫缺陷综合征相关耶氏肺孢子菌肺炎的影像学诊断专家共识》解读 [J]. 新发传染病电子杂志，2023，8（2）：91–95.

[47] 鲁植艳，胡浩，刘骏方，等．AIDS 合并肺囊虫肺炎的影像学观察 [J]. 中国医学影像技术，2002，18（2）：142–143.

[48] 李航，陈艳芳，汪明月，等．间质型肺孢子菌肺炎的 HRCT 表现 [J]. 放射学实践，2018，33（6）：561–564.

[49] 代文静，李万成，姜轶．肺毛霉菌一例报告及文献复习 [J]. 中华肺部疾病杂志（电子版），2010，3（2）：148–149.

[50] 郭兰萍，吴斌，张卫珍，等．毛霉菌肺炎 3 例报告及文献复习 [J]. 广东医学院学报，2002，（5）：364–365.

[51] 陈志敏，尚云晓，赵顺英，等．儿童肺炎支原体肺炎诊治专家共识（2015 年版）[J]. 中华实用儿科临床杂志，2015，30（17）：1304–1308.

[52] 尹伟栋，童江民，高春新，等．血清肺炎支原体抗体结合胸部 CT 征象对小儿肺炎支原体肺炎的诊断价值 [J]. 中华医院感染学杂志，2023，33（3）：467–470.

[53] 陈超 .65 例小儿支原体肺炎胸部 MSCT 影像征象分析 [J]. 中国 CT 和 MRI 杂志，2022，20（5）：89–91.

[54] 廖尚秋，谭惠，张雪梅，等．海南省 2012—2020 年小儿肺炎支原体感染多中心流行病学特征分析 [J]. 中国热带医学，2023，23（5）：511–515.

[55] 刘玉英．肺炎支原体感染的临床表现及其治疗的研究进展 [J]. 抗感染药学，2021，18（6）：777–780.

[56] 周倩倩，王东升，蒋旭琴，等．51 例社区获得性鹦鹉热衣原体肺炎的临床影像学与疗效分析 [J]. 临床肺科杂志，2024，29（1）：59–64.

[57] 陆永杨．婴儿沙眼衣原体肺炎 26 例临床特征分析 [J]. 当代医药论丛，2023，21（12）：7–9.

[58] 郭佑民，陈起航，王玮．呼吸系统影像学 [M]. 上海：上海科学技术出版社，2011.

[59] 赵丽琴，李铭．胸部 CT 诊断 [M]. 北京：科学出版社，2017.

[60] 中华医学会结核病学分会．老年肺结核诊断与治疗专家共识（2023 版）[J]. 中华结核和呼吸杂志，2023，46（11）：1068–1084.

[61] 中华医学会．基层常见疾病合理用药指南—肺结核基层合理用药指南 [J]. 中华全科医师杂志，2020，19（10）：891–899.

[62] 综合医疗机构肺结核早期发现临床实践指南 [J]. 中国防痨杂志，2024，46（2）：127–140.

[63] 中华医学会，中华医学会临床药学分会，中华医学会杂志社，等．肺结核基层合理用药指南 [J]. 中华全科医师杂志，2020，（10）：891–899.

[64] 中国医疗保健国际交流促进会临床微生物与感染分会，中华医学会检验医

学分会临床微生物学组，中华医学会微生物学和免疫学分会临床微生物学组．综合医院结核分枝杆菌感染实验室检查共识 [J]. 中华检验医学杂志，2022,（4）: 343–353.
[65] 中华医学会放射分会传染病放射学专业委员会．肺结核分级诊断影像学诊断专家共识 [J]. 新发传染病电子杂志，2018，3（2）：118–127.
[66] 白人驹，张雪林．医学影像诊断学 [M].3 版．北京：人民卫生出版社，2015.
[67] 黄毅，左蕾，崔义琦．结核性胸膜炎超声诊断、分型及介入治疗专家共识（2022 年版）[J]. 中国防痨杂志，2022，44（9）：880–897.
[68] 姬慧君，宁尚昆，刘浅浅，等．平扫 CT 影像组学鉴别肺炎型黏液腺癌与大叶性肺炎 [J]. 中国医学影像技术，2023，39（4）：549–554.
[69] 谢心怡．儿童大叶性肺炎病原学及临床特征分析 [D]. 济南：山东大学，2023.
[70] 许玉玲，王若琳，李东晓，等．河南省儿童大叶性肺炎流行病学特征及影响因素分析 [J]. 河南预防医学杂志，2020，31（4）：245–247.
[71] 金宇，朱毅，齐栩，等．肺血吸虫病 1 例并文献复习 [J]. 南京医科大学学报（自然科学版），2017，37（12）：1660–1662.
[72] 向家进，李浩，蔡雨，等．急性血吸虫病肺部损害 X 线表现分型探讨 [J]. 中国血吸虫病防治杂志，2006，（3）：241–242.
[73] 李展，党强，门翔，等．间质性肺炎高分辨率 CT 表现及其对预后的预测价值 [J]. 中国 CT 和 MRI 杂志，2022，20（4）：45–47.
[74] 姜国荣，赵芳，汤哲锋．高分辨 CT 评估间质性肺炎患者诊断及治疗转归研究 [J]. 中国医学装备，2021，18（4）：74–77.
[75] 陈小岚，熊辉．急性嗜酸性粒细胞肺炎的研究进展 [J]. 中国急救医学，2021，41（6）：550–553.
[76] 张威，王珺，蔡成森，等．慢性嗜酸性粒细胞肺炎 90 例临床荟萃分析 [J]. 实用心脑肺血管病杂志，2021，29（1）：65–70.
[77] 吴秋萍，谢敏，熊盛道，等．嗜酸性粒细胞肺炎 1 例并文献复习 [J]. 临床肺科杂志，2011，16（3）：329–331.
[78] 冯勤付，郑苗丽，曾强．放射性肺炎的诊断和治疗 [J]. 中华放射肿瘤学杂志，2021，30（1）：7–10.

[79] 申文江，王绿化 . 放射治疗损伤 [M]. 北京：中国医药科技出版社，2001.
[80] 毛翎，彭莉君，王焕强 . 尘肺病治疗中国专家共识（2018 年版）[J]. 环境与职业医学，2018，35（8）：677–689.
[81] 李宝平，毛翎，卜小宁 . 尘肺病肺康复中国专家共识（2022 年版）[J]. 环境与职业医学，2022，39（5）：574–588.
[82] 戚晓晖 . 尘肺患者的 CT 影像学表现及鉴别诊断 [J]. 影像研究与医学应用，2019，3（15）：66–67.
[83] 汪嘉琦，海冰，杨娠 . 肺泡蛋白沉积症诊治研究进展 [J]. 中国临床医学，2022，29（4）：696–700.
[84] 何顺清，唐西平，何飞鸿，等 . 肺泡蛋白沉积症的影像学诊断与临床分析 [J]. 临床肺科杂志，2014，19（5）：841–844.
[85] 刘瑛，万钰磊 . 肺泡蛋白沉积症影像学特征及误诊分析 [J]. 临床误诊误治，2022，35（1）：1–5.